Anil K. Tomer
Anjali Miglani
Priyali Chauhan

Laser in der Endodontie

Anil K. Tomer
Anjali Miglani
Priyali Chauhan

Laser in der Endodontie

ScienciaScripts

Imprint

Cover image: www.ingimage.com

This book is a translation from the original published under ISBN 978-3-659-83440-0.

Publisher:
Sciencia Scripts
is a trademark of
Dodo Books Indian Ocean Ltd. and OmniScriptum S.R.L publishing group

120 High Road, East Finchley, London, N2 9ED, United Kingdom
Str. Armeneasca 28/1, office 1, Chisinau MD-2012, Republic of Moldova, Europe
Printed at: see last page
ISBN: 978-620-8-19525-0

Capítulo 1

Introdução

Normalmente, ficamos espantados com a forma como a tecnologia influencia as nossas vidas. A maior parte das mudanças que vemos à nossa volta são invenções da ciência. Na vida quotidiana, estamos mais ou menos rodeados por várias tecnologias e o laser é uma das aplicações mais importantes entre elas. Os lasers conduziram a era humana a um mundo inovador, onde a sua utilização é considerada uma bênção para a humanidade. Desde uma criança a um adulto ou a um idoso, estamos rodeados de lasers. Os lasers têm um impacto muito grande no domínio infantil, uma vez que existem muitos brinquedos com luz laser. A iluminação a laser de concertos de música e eventos de dança para entretenimento está a tornar-se cada vez mais popular. Os lasers são também utilizados para fins militares e na indústria para soldadura, corte e muitos outros fins. Os lasers desempenham um papel muito importante na medicina. São utilizados em procedimentos dermatológicos, como a remoção de pêlos, cicatrizes, manchas e tatuagens, bem como em procedimentos cirúrgicos. O termo LASER é uma abreviatura de "Light Amplification by the Stimulated Emission of Radiation" (amplificação da luz por emissão estimulada de radiação) e foi apresentado ao público pela primeira vez em 1959, num artigo do estudante da Universidade de Columbia Gordon Gould. Em 1917, Albert Einstein lançou as bases para a invenção do laser e do seu antecessor, o maser (amplificação de micro-ondas por emissão estimulada de radiação), ao teorizar que a amplificação fotoeléctrica pode emitir uma única frequência, a emissão estimulada.[1]

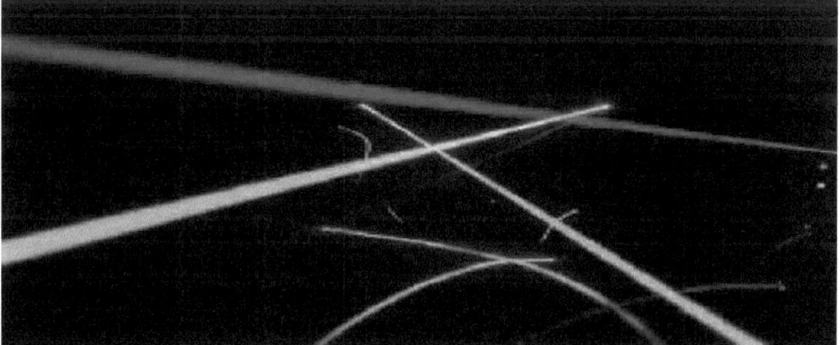

Luz laser (Fig. 1)

A luz é utilizada como agente terapêutico há muitos séculos. Na Grécia antiga, a luz solar era utilizada na "helioterapia", ou seja, a irradiação do corpo com luz solar para restaurar a saúde. Os chineses também utilizavam a luz solar para tratar doenças como o raquitismo, o cancro da pele e até a psicose. Esta utilização da luz para tratar diversas doenças é conhecida como "fototerapia".[2] Em 1960, Theodore Maiman, um cientista da Hughes Aircraft Corporation, desenvolveu o primeiro dispositivo laser funcional que emitia um feixe vermelho intenso a partir de um cristal de rubi. Nos anos que se seguiram, os investigadores dentários investigaram as possíveis aplicações desta energia laser visível. O Dr. Leon Goldman, um dermatologista que tinha experimentado a remoção de tatuagens com o laser de rubi, dirigiu dois impulsos desta luz vermelha a um dente do seu irmão dentista em 1965. O resultado foi uma fissuração indolor do esmalte do dente.(3) Desde 1994, o laser tem sido utilizado em medicina dentária para tratar uma série de problemas dentários. No entanto, a Associação Dentária Americana está cautelosamente otimista quanto ao papel da tecnologia laser na medicina dentária.(4) A Food and Drug Administration aprovou a utilização de vários lasers como dispositivos para a remoção de tecido gengival doente e para outras aplicações em tecidos moles, para a remoção de cáries dentárias, como auxiliar na colocação de restaurações da cor do dente e como adjuvante em tratamentos de canais radiculares, como as pulpotomias.(5)

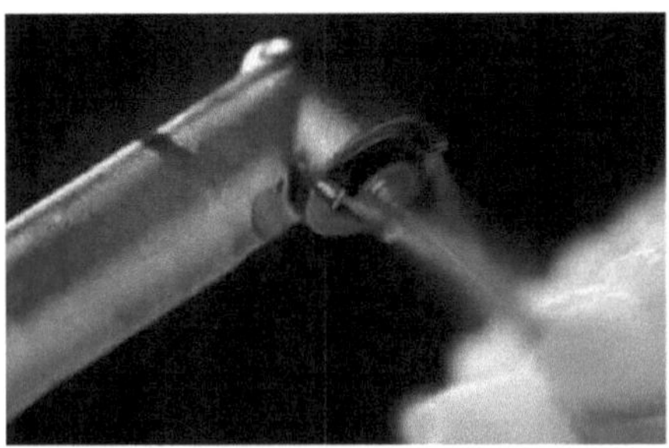

Laser sobre o dente (Fig. 2)

Os lasers são uma excelente ferramenta para a medicina dentária quotidiana. Esta afirmação pode surpreender muitos dentistas. No entanto, um estudo recente mostra que os dentistas de grande sucesso utilizam lasers para procedimentos dentários comuns, incluindo o tratamento de cáries e restaurações. A investigação conduzida pelo Grupo Levin concluiu que os dentistas que utilizam lasers em tratamentos de rotina podem criar uma melhor experiência para os pacientes e aumentar a produção da clínica - uma combinação ideal do ponto de vista da gestão da clínica. (6)(2)A tecnologia laser oferece uma vasta gama de aplicações em medicina dentária, com alguns benefícios para o dentista geral, como a cirurgia sem sangue, a minimização da dor pós-operatória, a redução do tempo de operação e a elevada aceitação por parte dos pacientes. Os lasers reduzem a ansiedade dentária e melhoram a experiência geral do doente. Quando utilizados corretamente, os lasers reduzem significativamente a necessidade de anestesia e perfuração, as duas principais causas de ansiedade dentária. (6)(3)O clínico deve estar familiarizado com os princípios básicos da física do laser e da interação dos tecidos para garantir que é utilizado o dispositivo laser correto para atingir o objetivo do tratamento de forma segura e eficaz. A utilização de lasers em endodontia tem como objetivo matar os germes no canal radicular, especialmente no túbulo dentinário lateral. Para tal, é necessário um comprimento de onda com elevada transmissão através da hidroxiapatite e da água. As curvas de absorção mostram que os lasers Nd:YAG, e em particular os lasers Nd:YAG pulsados, são a primeira escolha para esta aplicação. Os lasers Nd:YAG apresentam os melhores resultados para as medições de transmissão e de redução da nucleação. Todos os outros comprimentos de onda, como os lasers Er:YAG, Er,Cr:YSGG e CO2, não podem ser utilizados em endodontia. A sua absorção na hidroxiapatite e na água é tão elevada que a redução de germes ocorreria predominantemente apenas no canal principal, embora a redução de germes devido a efeitos térmicos também possa ser detectada nos túbulos dentinários laterais até uma profundidade de 300µm a 400µm. Estes comprimentos de onda não são muito adequados para tratamentos endodônticos. No entanto, os lasers Er:YAG e Er,Cr:YSGG podem ser utilizados com sucesso para remover tecido orgânico e camadas de esfregaço.[7] Com o rápido desenvolvimento da tecnologia laser, estão agora disponíveis novos lasers com uma vasta gama de propriedades para utilização em várias áreas da medicina dentária. A procura de novos dispositivos e tecnologias para procedimentos endodônticos tem sido sempre um desafio. Muita experiência e conhecimento foram adquiridos nas últimas duas décadas.[8] O objetivo desta dissertação é fornecer um cenário detalhado sobre as vantagens, desvantagens e aplicação clínica dos lasers em endodontia e os recentes avanços em técnicas inovadoras em endodontia com lasers.

Capítulo 2
Antecedentes históricos

Em 1704, Newton descreveu a luz como um fluxo de partículas. A experiência de interferência de Young em 1803 e a descoberta da polaridade da luz convenceram outros cientistas da época de que a luz é emitida sob a forma de ondas. O conceito de radiação electromagnética, que inclui a luz, foi descrito de forma matemática por Maxwell em 1880. A teoria electromagnética (EM) de Maxwell explicava a luz como oscilações rápidas de campos EM devido à oscilação de partículas carregadas. De acordo com a teoria EM de Maxwell, a intensidade energética das emissões EM com uma determinada frequência é proporcional ao quadrado dessa frequência.

Outros trabalhos de Hertz sobre o "efeito fotoelétrico" (um estudo pioneiro da emissão de raios catódicos) e de Planck sobre a formulação da distribuição da radiação proveniente de um corpo negro ou de um absorvedor perfeito de energia radiante contribuíram para a compreensão da propagação da luz.[(9)]

Ao explicar o efeito fotoelétrico, Einstein supôs que um fotão podia penetrar na matéria e colidir com um átomo. Como todos os átomos têm electrões, um eletrão seria ejectado do átomo a grande velocidade pela energia do fotão. [2]Einstein também previu, em 1917, em *On the Theory of Radiation* (Teoria dos comprimentos de onda), que a radiação estimulada amplificada, ou seja, a luz laser, é possível se houver uma inversão de população entre os níveis de energia superior e inferior dos sistemas atómicos.[(10)]

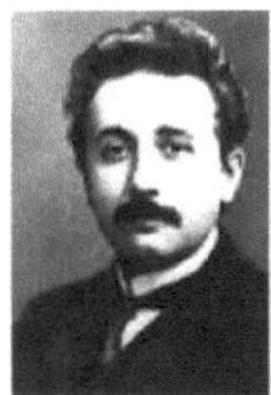

Albert Einstein, 1879-1955 (Fig. 3)

Burl

O MASER (amplificação de micro-ondas por emissão estimulada de radiação) foi desenvolvido como auxiliar dos sistemas de comunicação e de medição do tempo (o "relógio atómico"). Verificou-se que apenas uma fração da energia incidente era convertida em energia do maser, sendo a maior parte emitida sob a forma de calor; a potência de saída dos primeiros masers era da ordem de alguns micro-watts. [4]As experiências efectuadas por outros investigadores com diferentes comprimentos de onda de energia incidente e materiais alvo levaram à invenção do primeiro LASER (amplificação da luz por emissão estimulada de radiação) em 1960 por Theodore Maiman, na Hughes Aircraft Company, EUA.[(9)]

Laser

Os trabalhos experimentais sobre a física da geração de luz laser realçaram o interesse da utilização de uma energia radiante intensa num único comprimento de onda para numerosas aplicações militares e de comunicações. O laser de Maiman utilizava um rubi sólido como "meio ativo", que era energizado ou "bombeado" por uma fonte eléctrica.

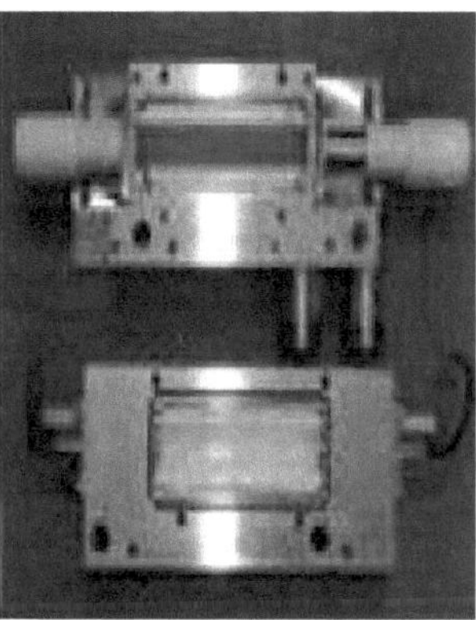

Exemplo de uma vareta de rubi como meio ativo, semelhante à utilizada no primeiro laser de Maiman (Fig. 4)

Muitos outros tipos de lasers foram inventados pouco depois do laser de rubi - o primeiro laser de urânio pelos Laboratórios IBM (em novembro de 1960), o primeiro laser de hélio-néon pelos Laboratórios Bell em 1961 e o primeiro laser de semicondutores por Robert Hall nos Laboratórios General Electric em 1962; os primeiros lasers de ítrio-alumínio-garnet dopados com neodímio (Nd:YAG) e de CO2 dos Laboratórios Bell em 1964, os lasers de iões de árgon em 1964, os lasers químicos em 1965 e os lasers de vapores metálicos em 1966. Em cada caso, o "nome" do laser foi anotado em relação ao meio ativo utilizado (fonte dos fotões do laser).[(9)]

Utilização do laser em medicina dentária

Embora Maiman tenha exposto um dente extraído ao seu laser de rubi em 1960, as possibilidades de utilização de lasers em medicina dentária só foram abertas para utilização comercial em 1989 com a produção do American Dental Laser. Este laser com o meio ativo Nd:YAG emite luz pulsada e foi desenvolvido e comercializado pelo Dr. Terry Myers, um dentista americano. [6]Embora tenha baixa potência e não seja adequado para o tratamento de tecidos duros dentários devido ao seu comprimento de onda de emissão, a disponibilidade de um laser especializado para uso oral ganhou popularidade entre os dentistas. Este laser foi vendido pela primeira vez no Reino Unido em 1990. [(9)]

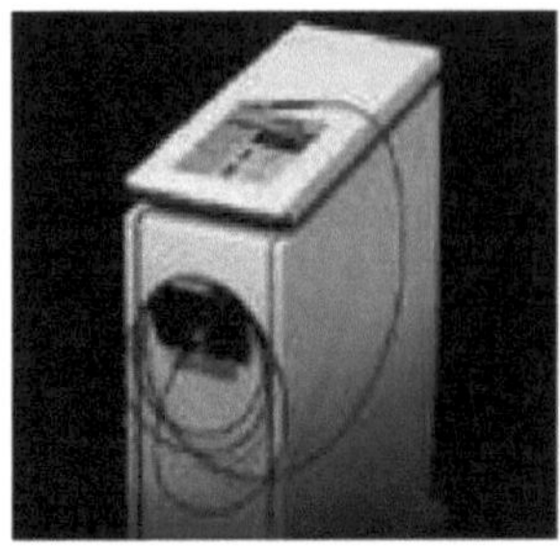

Laser DLase 300 Nd:YAG (American Dental Technologies) (Fig. 5)

Capítulo 3

Princípios físicos dos lasers

A palavra LASER é um acrónimo de Light Amplification by Stimulated Emission of Radiation (Amplificação da Luz por Emissão Estimulada de Radiação). O estudo de cada uma destas palavras permite compreender os princípios básicos do funcionamento de um laser.[3]

Luz

A luz é uma forma de energia electromagnética que se comporta como uma partícula e uma onda. A unidade básica desta energia é denominada fotão. A luz laser e a luz normal são muito diferentes uma da outra. A luz comum, como a produzida por um candeeiro de mesa, é geralmente um brilho branco e difuso, embora seja a soma das muitas cores do espetro visível - violeta, azul, verde, amarelo, laranja e vermelho. A luz laser tem três propriedades adicionais: colimação, coerência e eficiência.[3]

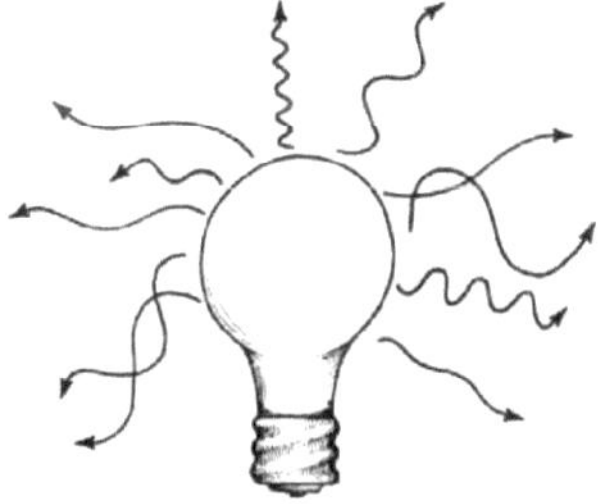

A luz "branca" é constituída por todos os comprimentos de onda que se propagam em todas as direcções (Fig. 6).

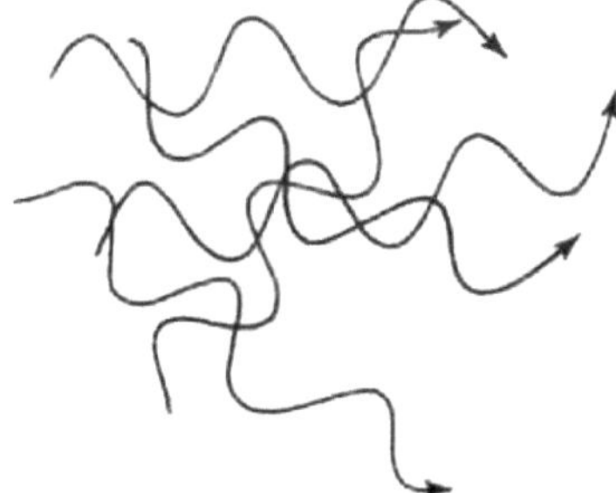

No entanto, a luz não é coerente, os seus fotões/ondas não estão em fase e não se movem exatamente na mesma direção (Fig. 7).

Colimação significa que o feixe tem um limite espacial específico que assegura que o feixe que emerge da cavidade do laser tem um tamanho e uma forma constantes. Uma unidade de raios X dentária gera radiação com esta propriedade.

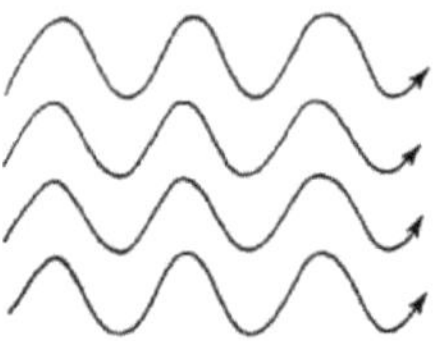

A luz laser é "coerente". Cada fotão/onda move-se na mesma direção e atinge os seus valores máximo e mínimo ao mesmo tempo. (Fig. 8)

Coerência significa que as ondas de luz geradas no instrumento são todas iguais. Estão todas em fase e têm formas de onda idênticas, ou seja, todos os picos e vales são iguais.(3)

Há três parâmetros que podem definir a onda de fotões gerada por um laser. A primeira é a velocidade, ou seja, a velocidade da luz. A segunda é a amplitude, ou seja, a altura total da oscilação da onda, desde o pico até ao solo, num eixo vertical. Esta é uma indicação da intensidade da onda: quanto maior for a amplitude, mais trabalho útil pode ser efectuado. A terceira propriedade é o comprimento de onda, ou seja, a distância entre dois pontos correspondentes da onda no eixo horizontal. O comprimento de onda é uma medida da dimensão física do laser. É importante para determinar a forma como a luz do laser chega ao local da cirurgia e como reage com o tecido. O comprimento de onda é medido em metros, e são utilizadas unidades mais pequenas para os comprimentos de onda utilizados em medicina dentária: Micrometros (10_6 m) ou nanómetros (10_9 m). Uma propriedade das ondas que está relacionada com o comprimento de onda é a frequência, que indica o número de oscilações da onda por segundo. A frequência é inversamente proporcional ao comprimento de onda: quanto menor o comprimento de onda, maior a frequência, e vice-versa. (3)

Amplificação

A amplificação faz parte de um processo que ocorre no interior do laser. Para compreender como a luz é gerada, é útil conhecer os componentes de um dispositivo laser.

Uma cavidade ótica está localizada no centro do dispositivo. O núcleo da cavidade é constituído por elementos químicos, moléculas ou compostos e é designado por meio ativo. Os lasers têm geralmente o nome do material do meio ativo, que pode ser um recipiente de gás, um cristal ou uma fibra ótica.

Semicondutor de estado sólido. Dois lasers com um meio ativo gasoso são utilizados em medicina dentária: Árgon e CO2. Os outros lasers disponíveis são discos de semicondutores de estado sólido constituídos por várias camadas de metais como o gálio, o alumínio, o índio e o arsénio, ou varetas sólidas de cristal de granada cultivadas com várias combinações de ítrio, alumínio, escândio e gálio e depois enriquecidas com os elementos crómio, neodímio ou érbio. Em cada extremidade da cavidade ótica existem dois espelhos dispostos paralelamente um ao outro. Em torno deste núcleo encontra-se uma fonte de excitação, um estroboscópio com lâmpada de flash ou uma bobina eléctrica, que alimenta o meio ativo com energia. Um sistema de arrefecimento, lentes de focagem e outros elementos de funcionamento completam os componentes mecânicos

Emissão estimulada

O termo "emissão estimulada" remonta à teoria quântica da física, introduzida em 1900 pelo físico alemão Max Planck e centrada na energia atómica.
Arquitetura de Niels Bohr, um físico dinamarquês.

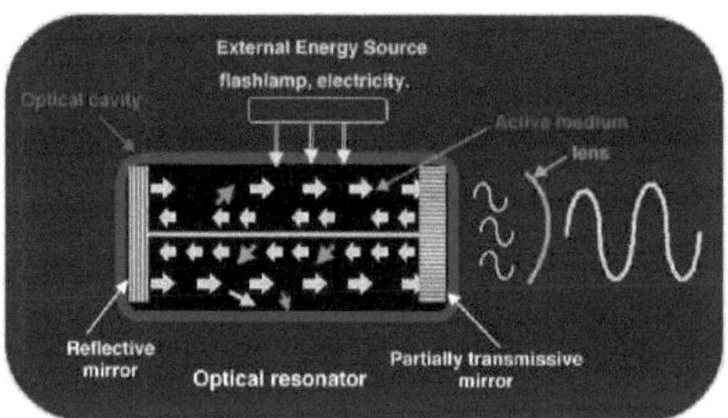

Os componentes básicos de um laser. A fonte de excitação fornece energia para que a emissão estimulada ocorra no meio ativo. Os fotões são então amplificados pelos espelhos e emergem como luz laser. (Fig. 9)

Um quantum, a mais pequena unidade de energia, é absorvido pelos electrões de um átomo ou molécula, causando uma breve excitação; um quantum é então libertado, um processo conhecido como emissão espontânea. Esta emissão quântica, também conhecida como fotão, pode ter diferentes comprimentos de onda, uma vez que existem várias órbitas electrónicas com diferentes níveis de energia num átomo. A luz incandescente é produzida desta forma: a energia eléctrica excita o filamento de tungsténio de uma lâmpada doméstica, fazendo-o brilhar. Estes fotões são capazes de excitar outros átomos que, por sua vez, emitem outros fotões idênticos e, assim, excitam outros átomos na vizinhança. Se as condições forem adequadas, ocorre uma inversão da população, ou seja, a maioria dos átomos do meio ativo encontra-se num estado elevado e não num estado de repouso. Para manter esta excitação, é necessário um fornecimento constante de energia, o chamado mecanismo de bombagem. Os espelhos em ambas as extremidades do meio ativo reflectem estes fotões para trás e para a frente para permitir uma nova emissão estimulada, e as passagens sucessivas através do meio ativo aumentam a potência do feixe de fotões: este é o processo de amplificação. Este processo gera uma certa quantidade de calor e a cavidade ótica deve ser arrefecida. O paralelismo dos espelhos assegura a colimação da luz. Um dos espelhos é seletivamente permeável para que a luz com energia suficiente possa sair da cavidade ótica.

Radiação

A radiação refere-se às ondas de luz geradas pelo laser como uma forma particular de energia electromagnética. O espetro eletromagnético é a emissão estimulada total. O fotão 2 é um quantum adicional de energia que entra no campo do átomo já excitado. O fotão 3 é emitido e o átomo regressa ao seu estado de repouso. Os fotões 2 e 3 são idênticos, e este é o início da luz laser. desde os raios gama, cujo comprimento de onda é de cerca de 10-12 metros, até às ondas de rádio, cujo comprimento de onda pode ser de milhares de metros. Os comprimentos de onda muito curtos, inferiores a cerca de 300 nm, são designados por ionizantes. Este termo refere-se ao facto de a radiação de frequência mais elevada (comprimento de onda mais curto) ter um grande momento fotónico, medido em electrões-volt por fotão. Esta energia mais elevada dos fotões pode penetrar profundamente nos tecidos biológicos e criar átomos e moléculas carregados. Os comprimentos de onda superiores a 300 nm têm uma energia de fotão inferior e resultam na excitação e no aquecimento do tecido com o qual interagem. Todos os dispositivos de laser dentário disponíveis têm comprimentos de onda de emissão de aproximadamente 0,5 lm (ou 500 nm) a 10,6 lm (ou 10.600 nm).

Em resumo, um laser consiste num meio laser numa cavidade ótica e numa fonte de energia externa para manter uma inversão de população, de modo a que possa ocorrer uma emissão estimulada de um comprimento de onda específico, produzindo um feixe de luz monocromático, colimado e coerente.[3]

Capítulo 4

Sistema de entrega de laser

O feixe laser coerente e colimado deve ser dirigido para o tecido alvo de uma forma ergonómica e precisa. São utilizados dois sistemas de transmissão nos lasers dentários disponíveis na América do Norte. Um é um tubo ou guia de ondas oco flexível que é espelhado internamente. A energia laser é reflectida ao longo deste tubo e sai através de uma peça de mão na extremidade cirúrgica, onde o feixe atinge o tecido sem contacto. Uma ponta adicional de safira ou de metal oco pode ser ligada à extremidade do guia de ondas para entrar em contacto com o local da cirurgia.

O segundo sistema de transmissão é um cabo de fibra ótica. Este cabo pode ser mais flexível do que a guia de ondas, tem um peso e uma resistência ao movimento correspondentemente menores e é normalmente mais pequeno em diâmetro (alguns lasers para tecidos moles têm fibras ópticas com um tamanho de 200-600 lm). Embora o componente de vidro esteja envolto num revestimento elástico, pode ser frágil e não pode ser dobrado num ângulo agudo. A fibra adapta-se bem a uma peça de mão com a extremidade nua saliente ou, no caso da família de lasers de érbio, com uma ponta de safira ou quartzo acoplada. Este sistema de fibras pode ser utilizado em modo de contacto ou sem contacto. Na maioria dos casos, é utilizado em modo de contacto, ou seja, toca diretamente no local da cirurgia. (3)

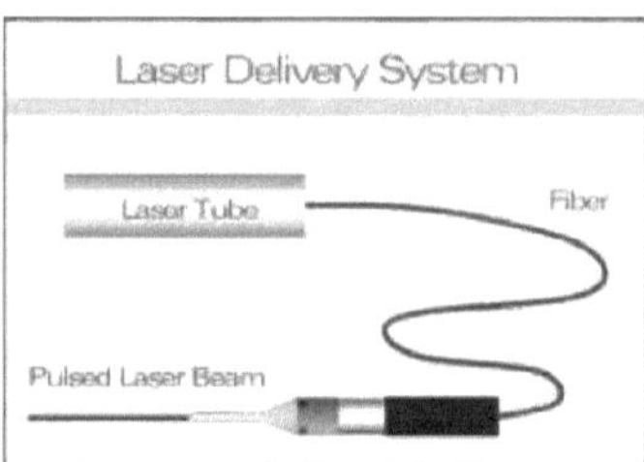

Sistema de entrega de laser (Fig. 10)

Todos os instrumentos dentários convencionais, quer sejam manuais ou rotativos, tocam no tecido a ser tratado e dão ao operador um feedback imediato. Os lasers dentários podem ser utilizados com ou sem contacto. Clinicamente, um laser utilizado com contacto pode proporcionar um acesso fácil a áreas de tecido que, de outra forma, seriam difíceis de alcançar. Por exemplo, uma ponta de fibra à volta do revestimento de uma bolsa periodontal pode ser utilizada para

pequenas quantidades de tecido de granulação. Na aplicação sem contacto, o feixe é apontado a alguns milímetros de distância do alvo. Esta modalidade é útil para seguir diferentes contornos de tecido, mas a perda da sensação tátil exige que o cirurgião preste muita atenção à interação do tecido com a energia do laser. Todos os lasers dentários invisíveis estão equipados com um feixe de mira separado, que pode ser um laser ou uma luz convencional. O feixe de mira é guiado coaxialmente ao longo da fibra ou guia de ondas e indica ao operador o ponto em que a energia do laser deve ser focada.

Em ambas as modalidades, o feixe é focado por lentes no dispositivo laser. Com o guia de ondas oco, existe um ponto com um diâmetro específico no qual o feixe é fortemente focado e a energia é maior. Este ponto, designado por ponto focal, deve ser utilizado para as operações de incisão e excisão. Com as fibras ópticas e os acessórios, o ponto focal situa-se na ponta ou perto da ponta que tem a maior energia. Em qualquer caso, o feixe torna-se divergente e desfocado quando a peça de mão é afastada do ponto focal. A uma distância divergente curta, a luz laser pode cobrir uma área maior, o que é útil para a hemostase. A uma distância maior, o feixe perde a sua eficácia à medida que a energia é dissipada, resultando numa diminuição proporcional da densidade de potência.

Os lasers com comprimentos de onda de emissão mais curtos, como os lasers de árgon, de díodo e Nd:YAG, podem ser construídos com fibras de vidro pequenas e flexíveis. Os dispositivos Er,Cr:YSGG e Er:YAG representam um desafio para a produção de fibras, uma vez que os seus comprimentos de onda são longos e não se adaptam facilmente às moléculas cristalinas do vidro condutor. São também altamente absorvidos pela água, o que exige uma conceção especial e dispendiosa da fibra com uma estrutura hidroxilada mínima que inclui ar de arrefecimento periférico e lavagem com água para a peça de mão. O maior comprimento de onda dentário, o CO2, está fora da janela de transmissão da atual tecnologia de fibra ótica e tem de ser conduzido num tubo oco. [3]

Capítulo 5

Modos de emissão laser

O dispositivo de laser dentário pode emitir energia luminosa em dois modos, consoante o tempo: constantemente ligado ou ligado e desligado por impulsos. Os lasers pulsados podem ainda ser subdivididos em dois tipos diferentes de emissão de energia para o tecido alvo. Por conseguinte, são descritos três modos de emissão diferentes.

O primeiro é o modo de onda contínua, ou seja, o feixe é emitido apenas a um nível de potência enquanto o operador premir o interrutor de pé. O segundo é o chamado modo de impulsos fechados, no qual a energia do laser muda em intervalos regulares, semelhante a uma luz intermitente. Este modo é conseguido através da abertura e fecho de um obturador mecânico à frente do trajeto do feixe de uma emissão de onda contínua. Todos os aparelhos cirúrgicos que funcionam em modo de onda contínua têm esta função pulsada. Uma variante deste tipo de pulsação é o modo superpulso, no qual a largura do impulso é reduzida para *50* milissegundos. São geradas potências de pico que são cerca de 10 vezes superiores às das medições de potência contínua, e a carbonização dos tecidos pode ser reduzida.

O terceiro modo é designado por modo pulsado de funcionamento livre, por vezes designado por "verdadeiro pulsado". Esta emissão é única na medida em que são emitidos grandes picos de energia da luz laser durante um curto período de tempo, normalmente em microssegundos, seguido de um período relativamente longo em que o laser está desligado. Por exemplo, um laser pulsado de funcionamento livre com uma duração de impulso de 100 microssegundos e 10 impulsos por segundo significa que a energia está presente no local da cirurgia durante 1/1000 de segundo e ausente durante os restantes 99,9% desse segundo. Os dispositivos pulsados de funcionamento livre têm uma lâmpada que pisca rapidamente e que bombeia o meio ativo. A temporização desta emissão é controlada por computador e não mecanicamente, como num dispositivo de pulsação fechado. Em cada impulso são geradas potências de pico elevadas de centenas ou milhares de watts. No entanto, como a duração do impulso é curta, a potência média sentida pelo tecido é baixa. Os dispositivos de impulsos de funcionamento livre não têm uma onda contínua ou uma saída de impulsos controlada.

Existem dispositivos laser médicos e científicos com durações de impulso na gama dos nanossegundos (um bilionésimo de segundo) e dos picossegundos (um trilionésimo de segundo) e inferiores. Estes podem gerar enormes potências de pico, mas as energias de impulso calculadas são baixas,

o que permite uma maior precisão cirúrgica. Alguns instrumentos semelhantes podem ser controlados para emitir um único impulso.[(3)]

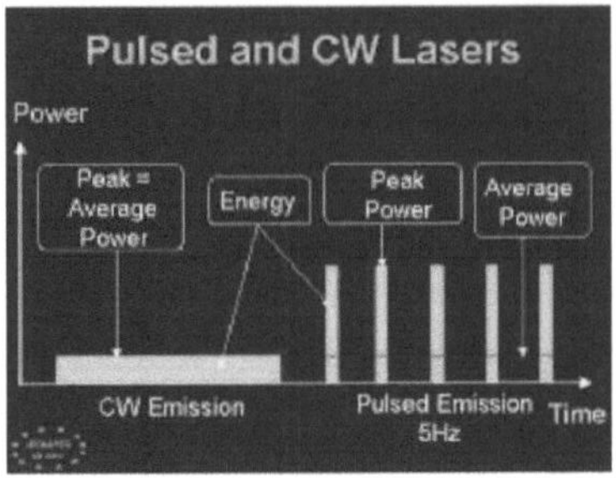

Lasers pulsados e C-W (Fig. 11)

O princípio importante de qualquer modo de emissão de laser é que a energia da luz atinge o tecido durante um determinado período de tempo e cria uma interação térmica. Se o laser estiver em modo pulsado, o tecido alvo tem tempo para arrefecer antes de ser emitido o impulso laser seguinte. No modo de onda contínua, o operador tem de interromper manualmente a emissão do laser para que possa ocorrer o relaxamento térmico do tecido.

Os tecidos moles finos ou delicados, por exemplo, devem ser tratados em modo pulsado, de modo a que a quantidade e a velocidade de ablação dos tecidos seja mais lenta, mas que o risco de danos térmicos irreversíveis no tecido alvo e nos tecidos adjacentes não alvo seja minimizado. Intervalos mais longos entre os impulsos podem também ajudar a evitar a transferência de calor para o tecido circundante. Além disso, um fluxo de ar suave ou um fluxo de ar proveniente de uma sucção de grande volume ajudará a manter a área mais fresca. Ao utilizar lasers para tecidos duros, uma pulverização de água ajuda a evitar a microfractura das estruturas cristalinas e a reduzir a possibilidade de carbonização. Por outro lado, o tecido espesso, denso e fibroso requer mais energia para ser removido e, pela mesma razão, o esmalte, com o seu conteúdo mineral mais elevado, requer mais energia de ablação do que as cáries moles e aquosas. Se for utilizada demasiada energia térmica em ambos os casos, a cicatrização pode ser atrasada e o desconforto pós-operatório pode aumentar. [(3)]

Capítulo 6

Interação laser-tecido

Uma vez gerado um feixe laser, este é direcionado para o tecido para cumprir uma tarefa específica. Quando a energia atinge a interface biológica, ocorre uma de quatro interações: Reflexão, Transmissão, Dispersão ou Absorção.

- **Absorção** - Certas moléculas no tecido, conhecidas como cromóforos, absorvem os fotões. A energia luminosa é então convertida noutras formas de energia para realizar trabalho.
- **Reflexão** - O feixe laser reflecte na superfície sem a penetrar ou influenciar. A reflexão é geralmente um efeito indesejável.
- **Transmissão** - A energia do laser pode penetrar nos tecidos superficiais para afetar áreas mais profundas. Um exemplo é a cirurgia da retina: o laser penetra no cristalino para tratar a retina. A penetração mais profunda observada com os lasers Nd:YAG e de díodo é também um exemplo de transmissão de tecido.
- **Dispersão** - Assim que a energia laser entra no tecido alvo, é dispersada em diferentes direcções. Este fenómeno geralmente não é útil, mas pode suportar propriedades bioestimulantes em determinados comprimentos de onda. [11]

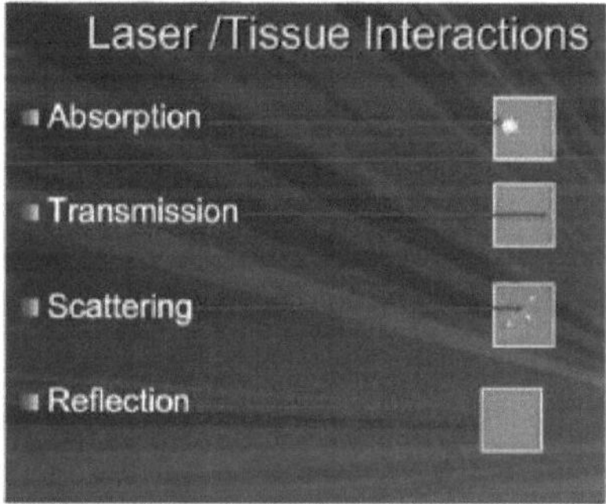

Interações entre o laser e o tecido (Fig. 12)

A absorção é a interação mais importante. Cada comprimento de onda tem cromóforos específicos que absorvem a sua energia. Esta energia absorvida é convertida em energia térmica e/ou mecânica.

Energia utilizada para efetuar o trabalho desejado. Os lasers de infravermelhos próximos, como os lasers de díodos e Nd:YAG, são absorvidos principalmente por pigmentos como a hemoglobina e a melanina. Os lasers de érbio e CO2 são predominantemente absorvidos pela água, sendo que os comprimentos de onda do érbio também apresentam alguma absorção pela hidroxiapatite. Os comprimentos de onda mais curtos, no infravermelho próximo, dos lasers de díodo e Nd:YAG também penetram mais profundamente no tecido do que os comprimentos de onda mais longos, no infravermelho médio, dos lasers de érbio e CO2.

Existem cinco tipos importantes de efeitos biológicos que podem ocorrer assim que os fotões do laser penetram no tecido: Fluorescência, fototermia, fotodisrupção, fotoquímica e fotobiomodulação.

- **A fluorescência** ocorre quando a substância dentária ativamente cariada é exposta ao comprimento de onda visível de 655 nm do dispositivo de diagnóstico Diagnodent. A quantidade de fluorescência está relacionada com o tamanho da lesão e esta informação é útil para o diagnóstico e tratamento de lesões cariosas em fase inicial. Os efeitos **fototérmicos** ocorrem quando os cromóforos absorvem a energia do laser e é gerado calor. Este calor é utilizado para efetuar operações como a incisão de tecidos ou a coagulação do sangue. As interações fototérmicas predominam na maioria dos tratamentos de tecidos moles com lasers dentários. É gerado calor durante estes procedimentos e é necessário ter muito cuidado para garantir que o tecido não é danificado termicamente.

- Os efeitos **fotodisruptivos** (ou efeitos **fotoacústicos**) são um pouco mais difíceis de compreender. O tecido duro é removido através de um processo conhecido como ablação fotodisruptiva. Pequenos impulsos de luz laser de potência extremamente elevada interagem com a água no tecido e na peça de mão, provocando uma rápida expansão térmica das moléculas de água. Isto leva a uma onda de choque acústica termomecânica que pode destruir o esmalte e a matriz óssea de forma muito eficiente. O mecanismo de ablação de tecido biológico com lasers de érbio pulsados ainda não é totalmente compreendido, mas a elevada eficiência de ablação dos lasers de érbio parece dever-se a estas micro-explosões de água superaquecida do tecido, na qual a energia do laser é predominantemente absorvida. Por conseguinte, o dente e o osso não são vaporizados, mas pulverizados pelo processo de ablação fotomecânica. Esta onda de choque produz o som de estalido distinto que pode ser ouvido quando o laser de érbio é utilizado. Os danos térmicos são muito improváveis, uma vez que não é gerado praticamente nenhum calor residual.

quando utilizado corretamente, especialmente tendo em conta o conceito de relaxamento térmico.[11]

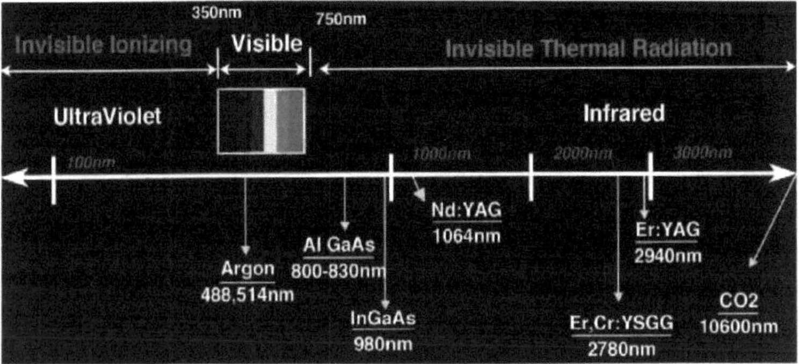

Diferentes comprimentos de onda dos lasers em medicina dentária (Fig. 13)

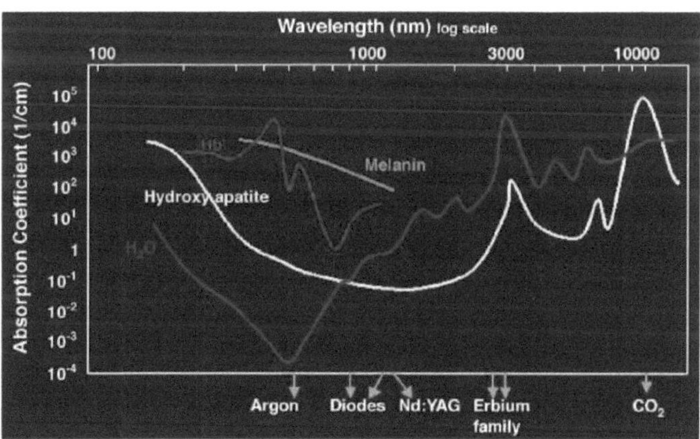

Aproximação das curvas de absorção de vários materiais dentários utilizando diferentes comprimentos de onda de lasers dentários (Fig. 14)

- As reacções **fotoquímicas** ocorrem quando a energia dos fotões desencadeia uma reação química. Estas reacções estão envolvidas em alguns dos efeitos positivos da bioestimulação descritos abaixo.
- **A fotobiomodulação** ou **bioestimulação** refere-se à capacidade do laser para acelerar a cicatrização, aumentar o fluxo sanguíneo, reduzir o edema e minimizar a dor. Em muitos estudos, foram observados efeitos como o aumento da síntese de colagénio, a

proliferação de fibroblastos, o aumento da osteogénese, a melhoria da fagocitose dos leucócitos e outros semelhantes com diferentes comprimentos de onda. O mecanismo exato destes efeitos não é claro, mas presume-se que sejam causados principalmente por interações fotoquímicas e fotobiológicas na matriz celular e nas mitocôndrias. A bioestimulação é utilizada no domínio dentário para aliviar o desconforto pós-operatório e para tratar doenças como o herpes recorrente e a estomatite aftosa.

Quando se utiliza um laser dentário, este pode ser utilizado no modo de contacto ou no modo sem contacto. No modo de contacto, a ponta do laser toca diretamente no tecido alvo. No modo sem contacto, o laser é dirigido a uma distância de alguns milímetros do tecido alvo, como na dentisteria cirúrgica, ou até vários centímetros na bioestimulação. Quando um laser aquece o tecido oral, podem ocorrer determinadas alterações reversíveis ou irreversíveis:

Thermal Effect of LASER on Tissue

Temperature(°C)	Observed Effect
37-50	Hyperthermia(no change)
60-70	Coagulation, Protein Denaturation
70-90	Welding
100-150	Vaporization, Ablation
> 200	Carbonization, blackening

Efeito térmico do laser no tecido (Fig. 15)

Os efeitos irreversíveis, como a desnaturação e a carbonização, provocam danos térmicos que causam inflamação, dor e edema.[11]

Capítulo 7

Tipos de lasers

A classificação dos lasers é influenciada por vários parâmetros, os mais importantes dos quais são a potência, o comprimento de onda, o tipo de emissão e o material da fonte laser. [12]

De acordo com o tipo de problema
Fraccionado
Contínuo
Pulsado

Em função do seu desempenho
Laser de alta potência
Laser de média potência
Laser de baixa potência

Dependendo do material emissor
Laser de gás
Laser de estado sólido
Laser de corante
Laser de díodo semicondutor
Anel laser

Dependendo do tipo de tecido sobre o qual se actua
Lasers para tecidos duros - Os lasers para tecidos duros são utilizados para cortar com precisão o osso e os dentes, preparar as superfícies dos dentes para colagem, remover pequenas quantidades de estrutura dentária e reparar determinadas restaurações dentárias desgastadas.

Lasers para tecidos moles - Os lasers para tecidos moles penetram nos tecidos moles, vedando os vasos sanguíneos e as terminações nervosas. Esta é a principal razão pela qual muitas pessoas não sentem praticamente nenhuma dor pós-operatória após a cirurgia a laser. Além disso, os lasers para tecidos moles permitem que o tecido cicatrize mais rapidamente.

Dependendo do seu potencial para causar um risco biológico

Classe I - Estes lasers encontram-se nos leitores de discos compactos (CD) e nos detectores de cáries a laser. A visualização destes lasers a olho nu não representa qualquer risco. A potência máxima de saída destes lasers é de 40 μW para a luz azul e 400 μW para a luz vermelha.
Classe II - Estes lasers podem ser encontrados em ponteiros laser. Existe o risco de as emissões de luz poderem ser vistas a olho nu ou com uma ampliação. A potência máxima destes lasers é de 1 mW.

Classe III - Existem três subtipos: Classe IIIa, IIIb e IIIr.

Os lasers da classe IIIa podem emitir qualquer comprimento de onda e não são perigosos para os olhos desprotegidos quando vistos por breves instantes.

Os lasers da classe IIIb são lasers com uma potência de saída máxima de 0,5 mW. Os exemplos incluem lasers médicos "suaves", dispositivos de espetáculo de luz laser e dispositivos de medição laser. O pessoal que trabalha com estes lasers deve efetuar controlos ambientais, usar óculos de proteção, designar pessoal de segurança e receber formação em segurança laser. Estes lasers podem ser perigosos para os olhos desprotegidos se forem vistos diretamente ou através de luz reflectora durante longos períodos de tempo.

Os lasers da classe IIIr são lasers com uma potência de saída inferior à da classe IIIa e incluem, por exemplo, dispositivos médicos de baixa potência e lasers de mira. Para a emissão na gama de comprimento de onda visível (400-700 nm), a potência máxima de saída é de 5 mW e de 2 mW para a radiação invisível. São exigidas as mesmas medidas de segurança que para os lasers da classe IIIb.

Classe IV - Esta classe inclui todos os lasers de alta potência, lasers cirúrgicos e outros lasers de corte. Não existe um limite máximo para a potência de saída. Todos os lasers cirúrgicos utilizados em medicina dentária e cirurgia oral e maxilofacial pertencem a este grupo. As medidas de proteção aplicáveis aos lasers da classe III são complementadas pelo risco adicional de incêndio que surge quando os produtos químicos utilizados nos procedimentos cirúrgicos atingem a temperatura do ponto de inflamação. Este grupo de lasers comporta o maior risco de danos tanto para as pessoas desprotegidas como para os tecidos-alvo, quer por feixes diretos quer por feixes reflectidos e dispersos. (13)

Classificação dos lasers com base no material de origem

Lasers de gás como o CO2, Ne e He

Lasers líquidos, como os lasers de corante

Lasers de estado sólido, como os lasers de rubi

Lasers de semicondutores, como GaAllnP, GaALAs

e GaAs (12)

Classificação dos lasers com base no comprimento de onda

Os lasers estão divididos em 4 categorias com base nos seus comprimentos de onda:

Gama ultravioleta 300-400 nm

Gama de luz visível 400-700 nm

Gama de infravermelhos próximos (NIR) 700-1200nm

Infravermelhos distantes (FIR) com uma gama de mais de 1200nm [12]

LASERS DENTÁRIOS ACTUALMENTE DISPONÍVEIS COM COMPRIMENTO DE ONDA, POTÊNCIA SISTEMA E PROCEDIMENTOS CLÍNICOS [14]

GENERIC NAME	WAVELENGTH	DELIVERY	MODE	CLINICAL PROCEDURES
KTP	532nm	Flexible small fiber, bare ended in a handpiece	Continuous, gated	Soft tissue surgery, whitening
Photobio-modulation	600 to 900nm	Flexible or rigid optic fiber with accessory tips	Continuous gated	Tissue warning, temporary pain relief, and increased blood circulation ;photoactivated disinfection
Diode	810,940,980, 1064nm	Flexible small fiber, bare ended or accessory tips in a handpiece	Continuous, gated	Soft tissue surgery, sulcular debriedement, whitening, reduction of bacterial levels and inflammation;one

				940nm can also be used for tissue warming as described above
Nd:YAG	1064nm	Flexible small fiber , bare ended in a handpiece	Free running	Soft tissue surgery, sulcular debridement, laser assisted new attachment procedure
Nd:YAP	1340nm	Flexible small fiber, bare ended	Free running	Soft tissue surgery, sulcular debridement, removal of separated endodontic instruments and posts
Er,Cr:YSGG	2,780nm	Semiflexible large fiber , handpiece and tips added	Free running	Soft tissue surgery, removal of highly inflamed edematous tissue; hard tissue procedure including calculus removal, tooth preparation, and osseous surgery; laser assisted new attachment procedure
Er:YAG	2,940nm	Semiflexible large fiber, hollow waveguide, articulated arm, handpiece and tips added	Free running	Soft tissue sugery, hard tissue procedures including calculus removal , tooth preparation, and osseous surgery; laser –assisted new attachment procedure

carbon dioxide (CO_2)	10,600 nm	Hollow waveguide, articulated arm, handpiece and tips added	Continuous, gated	Soft tissue surgery, sulcular debridement, laser assisted new attachment procedure

Comprimentos de onda do laser utilizados em medicina dentária

Existem vários fabricantes de lasers com diferentes ofertas de produtos, pelo que o leitor deve consultar outras fontes de informação específica para obter detalhes actualizados sobre as empresas e os seus dispositivos. O mercado está em constante mudança, assim como a disponibilidade de dispositivos. Seguem-se breves descrições dos dispositivos laser utilizados em medicina dentária. Os lasers são designados de acordo com o seu meio ativo, comprimento de onda, sistema de entrega, tipo(s) de emissão, absorção tecidular e aplicações clínicas. O comprimento de onda mais curto é apresentado em primeiro lugar.

Árgon

Os lasers de árgon são lasers com um meio ativo de gás árgon que é excitado por uma descarga eléctrica de alta corrente. É fornecido em modo de onda contínua e pulsado de fibra ótica e é o único dispositivo laser cirúrgico disponível cuja luz é emitida no espetro visível.

São utilizados dois comprimentos de onda de emissão em medicina dentária: A emissão de 488 nm é o comprimento de onda necessário para ativar a canforoquinona, o fotoiniciador mais utilizado que provoca a polimerização da resina nos materiais de restauração compostos. A divergência do feixe desta luz azul produz uma quantidade excessiva de fotões que fornecem energia de cura quando aplicada sem contacto. Alguns estudos demonstraram que a resistência da resina fotopolimerizada a laser é ligeiramente superior à de uma resina fotopolimerizada com luz azul filtrada comum e que o tempo de polimerização é significativamente mais curto do que o tempo de exposição recomendado para o equipamento convencional.

O laser de árgon também pode ser utilizado com outros materiais de laboratório e de tratamento, por exemplo, géis de branqueamento activados por luz e materiais de impressão. O comprimento de onda de 514 nm tem o seu pico de absorção nos tecidos que contêm hemoglobina, hemossiderina e melanina; por conseguinte, tem uma excelente

capacidades hemostáticas. As doenças periodontais inflamatórias agudas e as lesões altamente vascularizadas, como um hemangioma, são ideais para o tratamento com o laser de árgon. Nenhum dos dois comprimentos de onda é bem absorvido pelos tecidos duros dentários ou pela água. A baixa absorção no esmalte e na dentina é uma vantagem quando se utiliza este laser para cortar e modelar o tecido gengival, uma vez que há uma interação mínima e, por conseguinte, não há danos na superfície do dente durante estes procedimentos. Ambos os comprimentos de onda podem ser utilizados como auxiliares na deteção de cáries. Quando a luz do laser de árgon ilumina o dente, a área doente e cariada aparece com uma cor laranja-vermelha escura e pode ser facilmente distinguida das estruturas saudáveis circundantes. Muitos dentistas utilizam dispositivos de laser de árgon, mas estes não estão disponíveis para venda na América do Norte, uma vez que os fabricantes transferiram a sua gama de produtos para especialidades médicas.(3)

Díodo

O díodo é um laser de estado sólido com um meio ativo feito de cristais semicondutores com uma combinação de alumínio ou índio, gálio e arsénio. Os espelhos do ressoador ótico são fixados diretamente nas extremidades deste "chip" e é utilizada uma corrente eléctrica como mecanismo de bombagem.

Os comprimentos de onda disponíveis para aplicações dentárias vão de cerca de 800 nm para o meio ativo, que contém alumínio, a 980 nm para o meio ativo, que consiste em índio, e situam-se, portanto, no início da gama de infravermelhos próximos do espetro invisível não ionizante.

Todos os comprimentos de onda de díodo são fortemente absorvidos pelo tecido pigmentado e penetram profundamente, embora a hemostase não ocorra tão rapidamente como com os lasers de árgon. Estes lasers são relativamente pouco absorvidos pela estrutura dentária, pelo que os procedimentos nos tecidos moles podem ser efectuados com segurança na proximidade imediata do esmalte, da dentina e do cemento. À semelhança de um instrumento de árgon, o modo de emissão contínua do laser de díodo pode levar a um rápido aumento da temperatura no tecido alvo. O profissional deve utilizar ar e, por vezes, água para arrefecer o local da cirurgia e mover a fibra na área de tratamento. O laser de díodo é um excelente laser cirúrgico para tecidos moles e é adequado para cortar e coagular a gengiva e a mucosa, bem como para o desbridamento de sulcos. A principal vantagem dos lasers de díodo é o seu tamanho mais pequeno e a sua portabilidade.

instrumento. Para além dos lasers de díodo cirúrgicos, existem outros instrumentos que são utilizados em medicina dentária.(3)

Neodímio:YAG

O Nd:YAG tem um meio ativo sólido constituído por um cristal de granada em combinação com os elementos de terras raras ítrio e alumínio e dopado com iões de neodímio. Este meio ativo difere significativamente do disco semicondutor do laser de díodo, e o mecanismo de bombagem é uma lâmpada de flash.

Os modelos dentários disponíveis têm um comprimento de onda de emissão de 1064 nm, que se situa na região invisível dos infravermelhos próximos do espetro eletromagnético. Estes aparelhos funcionam apenas em modo pulsado de funcionamento livre (já não se fabrica um modelo de onda contínua para o mercado dentário), com durações de impulsos curtas, na ordem das centenas de microssegundos, e têm pequenas fibras ópticas nuas e flexíveis que podem tocar nos tecidos. A energia do laser é altamente absorvida pela melanina, mas menos pela hemoglobina do que o laser de árgon, e cerca de 90% da energia é transmitida através da água.

As lesões cariosas superficiais pigmentadas podem ser vaporizadas sem remover o esmalte saudável circundante. A fibra ótica de Nd:YAG deve ser cortada e limpa; caso contrário, a luz laser perde rapidamente a sua eficácia. No modo sem contacto e desfocado, este comprimento de onda pode penetrar a vários milímetros de profundidade, o que pode ser utilizado para procedimentos como a hemostase, o tratamento de úlceras aftosas ou a analgesia pulpar.

Hólmio:YAG

A produção do único instrumento dentário a laser de hólmio foi interrompida há alguns anos. Contém um cristal sólido de granada de ítrio-alumínio sensibilizado com crómio e dopado com iões de hólmio e túlio, e é fornecido por fibra ótica em modo pulsado de funcionamento livre.

O comprimento de onda deste laser é de 2100 nm, também na gama do infravermelho próximo do espetro de radiação invisível não ionizante. É 100 vezes mais fortemente absorvido pela água do que o Nd:YAG e pode ablacionar tecidos duros e calcificados com potências de pico elevadas; no entanto, não é adequado como laser para tecidos moles.

O laser de hólmio é um instrumento que não reage com a hemoglobina ou outros pigmentos dos tecidos. O laser de hólmio é frequentemente utilizado em cirurgia oral para procedimentos artroscópicos na articulação temporomandibular e tem muitas aplicações médicas.[3]

A família Erbium

Existem dois comprimentos de onda diferentes em que o érbio é utilizado e estes dois lasers são tratados em conjunto devido às suas propriedades semelhantes. O laser de érbio, crómio: YSGG (2780 nm) tem como meio ativo um cristal sólido de ítrio, escândio, gálio e granada dopado com érbio e crómio. O Erbium:YAG (2940 nm) tem um cristal sólido de granada de ítrio e alumínio dopado com érbio como meio ativo. Ambos os comprimentos de onda se situam no início do infravermelho médio, a parte invisível e não ionizante do espetro.

Estes dois comprimentos de onda têm a maior absorção na água de todos os comprimentos de onda dentários e uma elevada afinidade para a hidroxiapatite. A energia do laser liga-se ao radical hidroxilo no cristal de apatite e à água ligada às estruturas cristalinas do dente. A vaporização da água no interior do substrato mineral leva a uma expansão maciça do volume que literalmente sopra o material circundante. O modo de pulso de funcionamento livre fornece a potência de pico para permitir a expansão explosiva, e estudos laboratoriais mostram que a temperatura de pulso do dente tratado pode cair até

5°C durante o tratamento a laser. A remoção de cáries e a preparação do dente são fáceis de realizar. Além disso, a estrutura saudável do dente pode ser melhor preservada quando o material cariado é removido; o aumento do teor de água na cárie permite que o laser interaja preferencialmente com o tecido doente. A superfície do esmalte saudável pode ser modificada pela energia do laser de tal forma que a adesão do material de restauração é melhorada. A indicação atual para a utilização destes lasers estipula que não devem ser utilizados para remover amálgamas ou outros metais. A progressão natural da tecnologia está a levar a uma expansão das técnicas de cirurgia óssea e dos procedimentos endodônticos, e a família de instrumentos Erbium fornece as caraterísticas de interação dos tecidos para realizar um tratamento eficaz dos canais radiculares e a remoção de osso. Além disso, um estudo demonstrou que a retração de tecidos para expor implantes com estes comprimentos de onda é segura, uma vez que a transferência de calor durante o procedimento é mínima.

CO^2

[22]O laser de CO é um laser com um meio ativo gasoso que contém um tubo selado contendo uma mistura gasosa com moléculas de CO que é bombeada por uma corrente de descarga eléctrica. A energia luminosa com um comprimento de onda de 10 600 nm situa-se no final da parte invisível e não ionizante do espetro, na gama do infravermelho médio, e é emitida de forma contínua ou pulsada através de um guia de ondas tubular. Este comprimento de onda é bem absorvido pela água e é a segunda radiação mais forte depois da família do érbio, que pode facilmente cortar e coagular tecidos moles. É também útil na vaporização de tecidos fibrosos densos. Há uma rápida interação com o tecido. Uma vez que este comprimento de onda foi um dos primeiros a ser utilizado em cirurgia médica geral, existem numerosas publicações que demonstram a sua eficácia. Este comprimento de onda tem a absorção mais elevada na hidroxiapatite de todos os lasers dentários, cerca de 1000 vezes superior à do érbio. Por conseguinte, a estrutura dentária adjacente a um local cirúrgico de tecidos moles deve ser protegida do feixe de laser incidente; normalmente, um instrumento metálico colocado no sulco serve de proteção. [2] A emissão de onda contínua e a tecnologia dos dispositivos de CO limitam as aplicações na área dos tecidos duros, uma vez que a longa duração do impulso e a baixa potência de pico podem levar à carbonização e à fissuração da estrutura dentária. No entanto, a investigação em curso que utiliza dispositivos experimentais com impulsos extremamente curtos mostra resultados favoráveis para a modificação da superfície e o reforço do esmalte dentário para aumentar a resistência à cárie.[(3)]

Capítulo 8

Aplicação de laser

Com o rápido desenvolvimento da tecnologia laser, estão agora disponíveis novos lasers com uma variedade de propriedades para utilização em diferentes áreas da medicina dentária. As várias aplicações dos lasers foram discutidas da seguinte forma

Aplicações de diagnóstico

[15]A energia laser de baixa potência tem encontrado numerosas aplicações no diagnóstico, tanto no domínio clínico como na investigação dentária. Para a deteção de cáries dentárias em fossas e fissuras. A fluorescência laser oferece uma maior sensibilidade do que os métodos visuais e tácteis convencionais. A técnica também é adequada para lesões de superfície lisa no colo dos dentes e para a deteção de cáries sob selantes de fissuras transparentes. [15]Para a deteção de lesões de cárie proximais, a fluorescência induzida por laser de árgon oferece um complemento valioso aos métodos convencionais. Um estudo in vivo demonstrou que a inspeção clínica e a análise de radiografias bitewing têm uma sensibilidade estatisticamente mais baixa (31-63 %) do que o dispositivo DIAGNOdent (sensibilidade ≥92 %).[16]

incluem técnicas de laser.

Fluorescência quantitativa a laser (QLF)

Tecnologia de fluorescência laser por infravermelhos (LF) com Diagnodent

Tomografia de coerência ótica. [17]

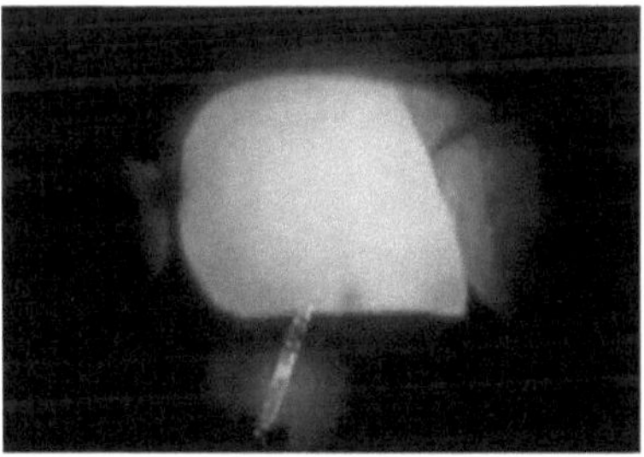

Deteção de cáries com o diagnodent (Fig. 16)
Diagnóstico diferencial de pulpite devido a estimulação por laser

a) Polpa normal e pulpite aguda

Se a polpa normal for estimulada com um laser de Nd:YAG pulsado com 2 W e 20 pulsos por segundo (pps) a uma distância de cerca de 10 mm da superfície do dente, a dor ocorre dentro de 20 a 30 segundos e desaparece alguns segundos após o fim da estimulação com laser. No caso de pulpite aguda, a dor ocorre imediatamente após a aplicação do laser e prolonga-se por mais de 30 segundos após o fim da estimulação laser.

b) Pulpite serosa aguda e pulpite purulenta aguda

O diagnóstico diferencial de pulpite serosa aguda e pulpite supurativa aguda pode ser feito através da combinação da medição da resistência à corrente eléctrica da cárie e da duração da dor causada pela estimulação laser. Se a resistência da corrente for superior a 15,1 m? e o paciente sentir dor com duração superior a 30 segundos, trata-se de pulpite serosa aguda, e se o valor da resistência for inferior a 15,0 m? e o paciente sentir dor com duração superior a 30 segundos, trata-se de pulpite supurativa aguda. Uma impedância de cárie inferior a 15,0 m? indica que não existe dentina dura e saudável entre a cárie e a câmara pulpar.(18)

Preparação da cavidade

O laser Er:YAG foi testado pela primeira vez em 1988 para a preparação de tecidos duros dentários. Foi utilizado com sucesso para preparar cavidades em esmalte e dentina com baixas "*fluências*" (energia (mJ)/unidade de área (cm2)). Mesmo sem arrefecimento com água (Burkes *et al.*, 1992), as cavidades preparadas não apresentaram fissuras e pouca ou nenhuma carbonização, enquanto o aumento médio da temperatura na cavidade pulpar foi de cerca de 4,3 °C (Rechmann et *al.*, 1998). Concluiu-se que a remoção de dentina e esmalte é muito eficaz e sem risco para a polpa (Armengol, 2000; Cavalcanti, 2003), e as taxas de remoção em esmalte foram relatadas como sendo de 20-50 µm/pulso, e em dentina foram relatadas como sendo igualmente altas em fluências mais baixas.Clinicamente, a preparação da cavidade em esmalte resulta em crateras de remoção com uma aparência de giz branco na superfície da cratera (Tokonabeet *al.*, 1999). Na dentina, as margens da cavidade são nítidas e os túbulos dentinários permanecem abertos sem uma camada de esfregaço. Verificou-se que o laser Er:YAG era equivalente ao rotor de ar na sua capacidade de produzir preparos cavitários em esmalte e dentina e de remover cáries. No entanto, a superfície da preparação não era tão lisa como com a broca de alta velocidade.(19) A velocidade de remoção de cáries com o laser de érbio é ligeiramente mais lenta em comparação com as turbinas de alta velocidade, mas como não é necessária qualquer injeção de anestésico, é por vezes possível obter o efeito anestésico em vez de esperar por ele. Além disso, a família do laser de érbio pode reduzir a população bacteriana no tecido alvo em comparação com os métodos actuais convencionais. A preparação da cavidade com métodos convencionais é dolorosa, e o ruído e as vibrações produzidas são desconfortáveis para o paciente. Além disso, a reparação dos danos na polpa começa mais cedo do que com a broca normal e é concluída mais rapidamente.(20) As superfícies cavitárias tratadas a laser permitem uma boa adesão das resinas compostas e o passo do condicionamento ácido pode ser omitido. Esta última recomendação foi apoiada pela constatação de que a microinfiltração é menor em cavidades preparadas a laser preenchidas com resina composta do que naquelas preparadas com brocas convencionais, como demonstrado pelo método de penetração de corante.(20)

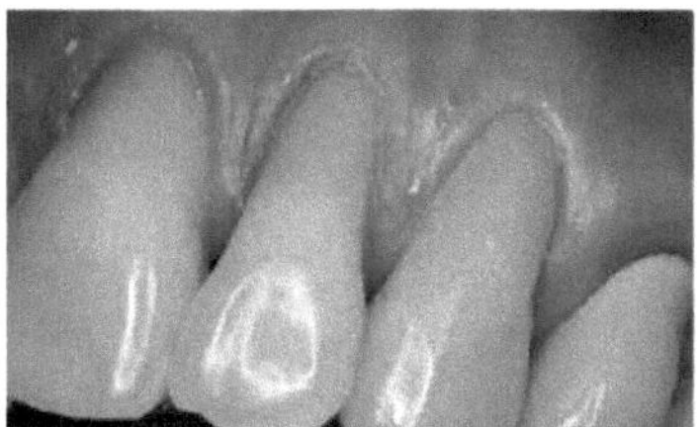

A restauração final em compósito foi polimerizada. (Fig. 17)

Remoção de cáries

O material cariado contém um teor de água mais elevado do que o tecido dentário duro saudável circundante. Consequentemente, a eficiência da ablação é mais elevada no material cariado do que no tecido saudável. A seletividade é possível quando se remove material cariado com o laser Er:YAG, uma vez que existe um requisito de energia diferente para a remoção de tecido cariado e saudável, de modo a que o tecido saudável seja apenas minimamente afetado. No entanto, Rechmann et *al* (1998) descobriram que a ablação selectiva de dentina cariada com o laser de Er:YAG é difícil. Os limiares de ablação da dentina saudável e da dentina cariada são diferentes. O limiar de ablação da dentina saudável é duas vezes superior ao limiar correspondente da dentina cariada, pelo que são necessárias fluências muito baixas (energia (joules) / área (cm2)) de energia do laser Er:YAG para ablacionar seletivamente a dentina cariada. Esta baixa fluência leva a uma baixa eficiência do processo de ablação (Shigetani, 2002). Noutro estudo in vitro que investigou a eficácia da remoção de cáries com o laser Er:YAG, verificou-se que o laser Er:YAG abla eficazmente a dentina cariada sem danificar termicamente a dentina intacta circundante (Aoki e Ishikawa *et al.*, 1998). O laser removeu a dentina cariada infetada e amolecida na mesma medida que o tratamento com broca. Para além disso, foi observado um menor nível de vibração durante o tratamento com o laser Er:YAG. No entanto, o estudo não abordou a questão da remoção selectiva de tecido cariado, pelo que se justifica a realização de mais estudos sobre a remoção de cáries com laser. [19]

Gravação do esmalte

O laser Er:YAG pode ser utilizado com sucesso como alternativa à técnica convencional de condicionamento ácido. O laser absorvido pelo esmalte aquece a superfície do esmalte a uma temperatura elevada, criando microfissuras na superfície que melhoram a adesão do compósito à estrutura do dente. As superfícies gravadas a laser têm um aspeto semelhante às superfícies gravadas com ácido. Isto leva a uma melhoria significativa na resistência ao cisalhamento dos materiais compósitos à superfície gravada.

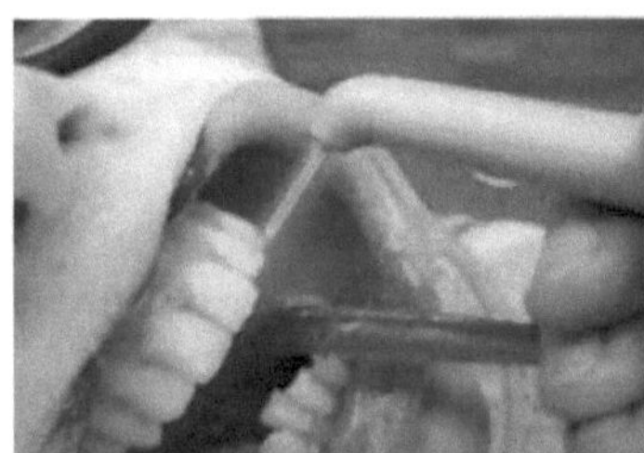

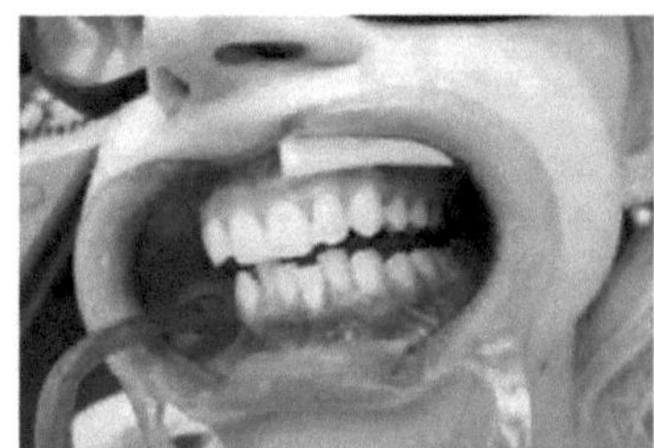

Gravação a laser (Fig. 18)

O condicionamento da dentina com o laser leva à carbonização ou carregamento devido ao elevado conteúdo orgânico. A estrutura da dentina também é alterada. Aparecem saliências fúngicas e ocorre uma fusão localizada na superfície da dentina, o que leva a uma selagem dos tubos dentinários, reduzindo a microinfiltração e melhorando a adesão da restauração final em compósito. [17]

Prevenção de cáries

Vários estudos investigaram a possibilidade de utilizar lasers na prevenção de cáries (Hossainet *al.*, 2000; Apelet *al.*, 2003). Existe a hipótese de que a irradiação laser do tecido dentário duro altera a relação cálcio-fosfato, reduz a relação carbonato-fósforo e leva à formação de compostos mais estáveis e menos solúveis em ácido, reduzindo assim a suscetibilidade ao ataque ácido e às cáries. Estudos laboratoriais demonstraram que as superfícies de esmalte expostas à irradiação laser são mais resistentes ao ácido do que as superfícies não tratadas com laser (Watanabe *et al.*, 2001; Arimoto et *al.*, 2001). A extensão da proteção contra a progressão da cárie através de um único tratamento inicial com laser foi relatada como sendo comparável ao tratamento diário com flúor através de uma pasta dentífrica com flúor (Featherstone, 2000). O limiar para a dissolução do esmalte foi reduzido de 5,5 para 4,8, e a estrutura do dente ficou quatro vezes mais resistente à dissolução ácida. No entanto, o mecanismo real da resistência ao ácido por irradiação laser ainda não é claro e são necessários estudos, particularmente *in vivo*, para verificar estas afirmações. [19]

Remoção de restauro

O laser Er:YAG pode ser utilizado para ablação de cimento, compósito e ionómero de vidro (Dostalova et *al.*, 1998; Gimbel, 2000). A eficiência da ablação é comparável à do esmalte e da dentina. No entanto, os lasers não devem ser utilizados para ablação de restaurações de amálgama, uma vez que pode haver libertação de vapor de mercúrio. O laser Er:YAG não pode ser utilizado para remover coroas de ouro, restaurações fundidas e materiais cerâmicos devido à baixa absorção destes materiais e à reflexão da luz do laser (Keller *et al.*, 1998). Estas limitações realçam a necessidade de formação adequada do operador na utilização do laser. [19]

Polimerização de resinas compostas

O laser de árgon é uma fonte promissora, uma vez que o comprimento de onda da luz emitida por este laser é ótimo para desencadear a polimerização de resinas compostas. Após o condicionamento ácido, o laser polimeriza os materiais compósitos em 2 a 5 segundos antes de o compósito ser polimerizado e colado ao dente com um tempo de polimerização de 10 segundos. Obtém-se assim um resultado clínico que corresponde ao das resinas polimerizadas com luz visível com um tempo de exposição de 40-60 segundos, mas num tempo mais curto. O laser de árgon é muito útil para restaurações de compósito de Classe II, não só devido ao tempo de polimerização mais curto, mas também

devido ao tamanho reduzido da fibra, que permite o acesso fácil da luz de polimerização à área da caixa interproximal e proporciona um resultado muito satisfatório para as restaurações acabadas. (17)
Num estudo in-vitro, a polimerização de resinas compostas, indicada pela microdureza, foi comparada com o aumento da profundidade utilizando um laser de árgon em comparação com uma luz convencional. Para o efeito, foi utilizado um microfiller (Silux Plus) e um compósito híbrido (TPH). Não foram encontradas diferenças significativas na dureza da superfície quer para o microfiller quer para o compósito híbrido, independentemente da fonte de luz ou do tempo de exposição. (21)

Branqueamento com laser

O desejo de ter dentes mais brancos e a técnica de branqueamento estão documentados desde meados do século XIX. O branqueamento é um processo químico de branqueamento dos dentes. A luz laser tem a propriedade única de ser absorvida pelos cromóforos. Estas emulsões podem ser adicionadas ao gel de branqueamento e são capazes de absorver a energia do laser e produzir uma reação rápida, segura e eficaz.
As abordagens contemporâneas e a literatura centram-se na aceleração do branqueamento com peróxido, iluminando simultaneamente os dentes anteriores com várias fontes de luz de diferentes comprimentos de onda e potência espetral, tais como lâmpadas de halogéneo, lâmpadas de arco de plasma, lasers e díodos emissores de luz18. Lasers como o diodo KTP e o Nd:YAG têm demonstrado acelerar o processo de branqueamento através da ativação fotoquímica dos agentes branqueadores, que contêm um ativador específico. O objetivo do branqueamento a laser é conseguir um procedimento de branqueamento eficaz utilizando as fontes de energia mais eficazes. O branqueamento potente tem a sua origem na utilização de luz de alta intensidade para aumentar a temperatura do peróxido de hidrogénio e assim acelerar o processo químico de branqueamento. As normas aprovadas pela FDA para o branqueamento dentário autorizaram três comprimentos de onda de laser dentário: Árgon, CO2 e o mais recente laser de díodo GaAIAs2 a 980 nm. O tratamento de branqueamento a laser não só requer menos sessões, como também é menos prejudicial para a superfície do dente do que os métodos de branqueamento tradicionais. (17)

Ao escolher um comprimento de onda de laser para aumentar o efeito de branqueamento, é de extrema importância considerar a extensão da absorção de luz (que depende do comprimento de onda e do alvo) e, se isso ocorrer, quanto da energia do laser é convertida em calor. A absorção de fotões afecta o aumento de temperatura que ocorre no agente branqueador, na estrutura dentária e/ou no tecido pulpar. O laser deve ser cuidadosamente ajustado às propriedades do gel, ou seja, à presença de aditivos que influenciam o espetro de absorção e a cor. A espessura do gel e o seu valor de pH também devem ser tidos em conta, uma vez que o valor de pH influencia o padrão de radicais produzidos.(22)

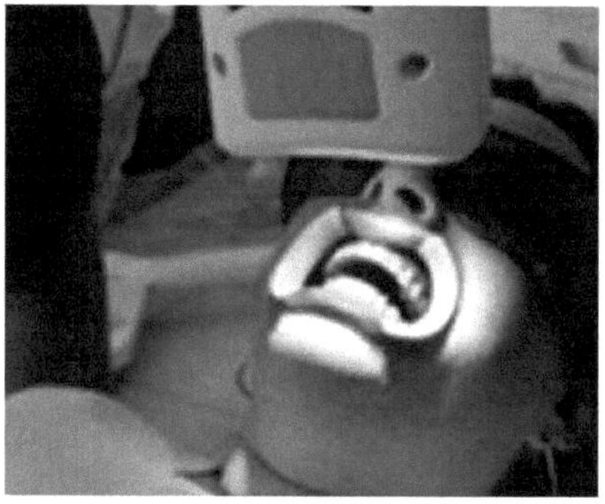

Aplicação do laser He-Ne no dente hipersensível (Fig. 19)

Tratamento da hipersensibilidade da dentina

O tratamento da hipersensibilidade da dentina é um dos maiores desafios para os clínicos e dentistas.

investigadores em todo o mundo. A principal razão para isto é a falta de um fator clínico "óbvio", razão pela qual foram tentadas várias soluções para bloquear os túbulos dentinários abertos que servem de vias para a estimulação2. O tratamento com laser da dentina exposta envolve a permeabilidade da abertura do túbulo, o fecho da abertura do túbulo a uma profundidade de alguns microns ou a coagulação do conteúdo do túbulo. A utilização de lasers para tecidos moles, tais como Nd:YAG, CO2 e lasers de díodo, em conjunto com fluoreto estanoso, demonstrou ser mais bem sucedida em comparação com outros comprimentos de onda.2 Foi sugerido que a eficácia dos lasers de baixa potência se deve a um efeito bioestimulador e a dos lasers de maior potência à soldadura térmica dos orifícios dos túbulos. Pensa-se que o grupo do érbio (Er:YAG&Er,Cr:YAG) provoca a coagulação do conteúdo dos túbulos. Quando se utilizam lasers para tecidos duros, os níveis de energia devem ser suficientemente baixos para evitar danos na polpa (comprimentos de onda mais curtos) ou a ablação dos tecidos (comprimentos de onda mais longos) e devem ser da ordem dos 0,3 a 0,5 W de potência média. [(17)]

Nas últimas duas décadas, adquiriu-se muita experiência e conhecimentos. Os lasers fizeram progressos consideráveis em várias áreas da medicina dentária. Os lasers podem ser utilizados em endodontia para os seguintes objectivos:

Diagnóstico da vitalidade da polpa com o laser

O teste de vitalidade da polpa é crucial para monitorizar a saúde da polpa dentária, especialmente após uma lesão traumática. Os métodos tradicionais de teste da polpa, como os testes térmicos e eléctricos, dependem da inervação e dão frequentemente resultados falsos positivos ou negativos. Os dispositivos de teste da polpa mais recentes, alguns dos quais ainda se encontram em fase de desenvolvimento, reconhecem o fornecimento de sangue à polpa através da absorção e reflexão da luz e são considerados mais exactos e não invasivos.(23)

a) Medição de caudal por laser Doppler

O medidor de caudal Doppler a laser foi desenvolvido por Tenland em 1982 e por Hallway em 1983. Este método utiliza lasers de hélio-neão e lasers de díodos com uma potência inferior a 1 ou 2 mw. A fluxometria laser Doppler é um método não invasivo para avaliar e medir com precisão a taxa de fluxo sanguíneo num tecido. A polpa é um tecido altamente vascularizado e o sangue do coração

O fluxo na artéria fornecedora é transmitido por pulsações. Estas pulsações são visíveis no monitor laser Doppler em dentes vitais e estão ausentes em dentes não vitais. (24)

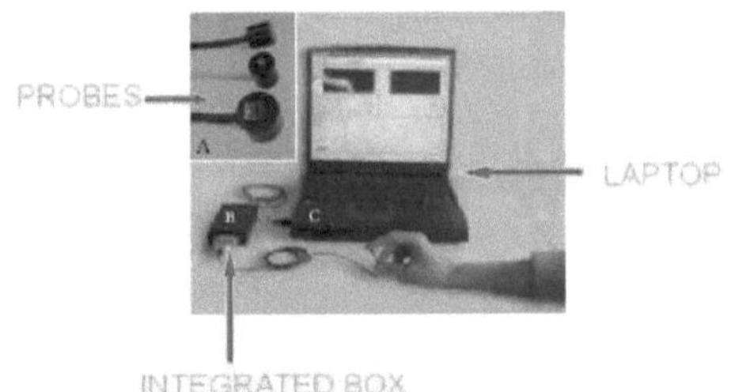

Medição de caudal por laser Doppler (Fig. 20)

b) Excitação térmica por laser (ensaio térmico)

O método de estimulação a laser com laser de nd:YAG pulsado foi utilizado para verificar a vitalidade da polpa e é mais bem tolerado do que a guta-percha. (24)

Laser para revestimento de pasta

A consideração do capeamento pulpar e/ou pulpotomia usando um laser deve ser adicionada aos protocolos actuais para tais procedimentos. A exposição da polpa vital (devido a cárie ou trauma) e a subsequente intervenção localizada que leva à preservação do tecido vital é controversa na dentição permanente e as taxas de sucesso são baixas. Pensa-se que os dentes permanentes com cúspides abertas ou os dentes decíduos oferecem melhores hipóteses de reparação pulpar.39,40 No entanto, a utilização de energia laser para auxiliar a hemostase e remover a contaminação bacteriana, permitindo a formação de uma ponte de dentina reparadora, pode aumentar as hipóteses de uma solução bem sucedida.Os lasers Er :YAG ou Er , Cr :YSGG podem revelar-se dispositivos interessantes para o tratamento de polpas expostas. O aumento da temperatura durante o tratamento é mínimo e, por vezes, pode mesmo diminuir quando se trabalha com arrefecimento por pulverização de água. Não existe uma camada de mancha e os túbulos dentinários podem permanecer abertos para que se possa formar uma camada híbrida. Outra caraterística é o efeito térmico muito superficial, pelo que a zona necrótica é provavelmente pequena, e a técnica laser na polpa vital exposta deve ser efectuada com um dique de borracha para evitar a contaminação com bactérias salivares. A saída de energia mínima (em média 1-2 W

) por comprimento de onda para assegurar a hemostase e esterilizar a superfície de corte. Deve ser aplicado um penso de hidróxido de cálcio imediatamente antes de completar a restauração da cavidade. [(25)]

Laser para tratamento de canais radiculares

a) Preparação da cavidade de acesso e alargamento da abertura do canal radicular

Er, Cr:YSGG (2780nm) e Er:YAG (2940NM) podem ser utilizados para a preparação do acesso, modelação e limpeza do canal radicular. [(26)] A preparação mecânica do canal cria muitas vezes uma camada de esfregaço que pode albergar bactérias. A maior parte dos comprimentos de onda do laser remove a camada de esfregaço e pode ser utilizada em conjunto com irrigantes e agentes quelantes, como o NaOCl ou o EDTA. O laser Nd:YAG foi estudado extensivamente, mas há muitos relatos de fusão e carbonização. Considera-se que o grupo de comprimentos de onda do laser de érbio é o mais adequado para atingir este objetivo sem causar um aumento de temperatura prejudicial.[(25)]

b) Preparação das paredes do canal radicular com o laser

Os lasers utilizados são o Er: YSGG (2780nm), o Er:YAG (2940nm) e o Nd:YAG (1064nm). O comprimento do canal radicular, que é determinado pela imagem de raios X, é transferido para o guia de ondas de fibra ótica para garantir que a fibra flexível de 200 micrómetros. A fibra flexível de 200 micrómetros chega ao ápice. O laser só é ativado quando a fibra atinge o ápice e a fibra é guiada com movimentos de rotação no sentido apical para coronal e em contacto com a parede do canal radicular. O laser Er:YAG remove completamente a camada de smear layer e os túbulos dentinários permanecem abertos.[(24)]

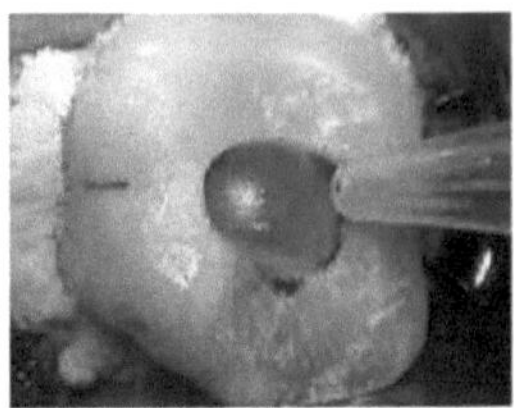

O tecido intrapulpar doente é removido com um laser de díodo (Fig. 21).

A infiltração bacteriana nos túbulos dentinários foi registada como sendo de 400 micrómetros (Haapasalo e Orstavik). Os enxaguamentos químicos têm uma profundidade de penetração de 100 micrómetros (Berutti et al.), levando a um possível aprisionamento bacteriano e microinfiltração. Como a luz laser é uma modalidade penetrante, pode penetrar 1000 micrómetros de profundidade na dentina (Moritz et al.). O resultado da desinfeção é uma redução de 99,7% nos túbulos dentinários infectados com E. fecalis. Schoop et al. afirmaram que "O laser Er Cr :YSGG em combinação com pontas de cauterização radiais é um instrumento adequado para eliminar bactérias nos canais radiculares e remover a camada de smear layer.
Os canais rectos, ligeiramente curvos e largos são adequados para este tratamento. São recomendados os lasers Nd:YAG, Er:YAG e Nd:YAG pulsados. Juntamente com o laser, deve ser utilizado hipoclorito de sódio a 5,25% ou EDTA a 14%. [24]

Obturação com guta-percha ou resina por laser

Assume-se que a guta-percha é fundida pela energia térmica do laser. Anic e Matsumoto tentaram investigar se é possível efetuar a obturação de canais radiculares com segmentos de guta-percha cortados e um laser Nd:YAG pulsado. Foi demonstrado que tal é possível com o método de condensação vertical, mas a técnica requer demasiado tempo. [24]

Tratamento completo do canal radicular

Num exame clínico de acompanhamento dos dentes infectados após 3-6 meses, o desconforto ou a dor pós-operatória foi significativamente menor no grupo tratado com laser do que no grupo não tratado com laser. O potencial efeito bactericida da irradiação laser é geralmente reconhecido. Em combinação com a modelação e limpeza do sistema de canais radiculares, pode aumentar a percentagem de sucesso a longo prazo do tratamento endodôntico. O conceito básico da terapia endodôntica com laser é que nenhuma técnica pode desinfetar eficazmente o terço apical, mas os lasers Nd:YAG e de díodo com uma fibra ótica de 200 microns podem ajudar a resolver este problema.[26]

Retratamento endodôntico

O objetivo do tratamento não cirúrgico é remover as fontes de infeção dos canais radiculares. O laser Nd:YAG com três potências de saída foi utilizado para remover guta-percha e limas partidas dos canais radiculares, resultando na remoção de obturações em mais de 70 % e de limas partidas em 55 %.

dos casos. Sabe-se que o tempo necessário para remover uma obturação do canal radicular é significativamente mais curto do que com os métodos convencionais. O laser Er:YAG remove selantes de óxido de zinco e selantes de fenoplastos com uma irradiação de 250mkl/pulso e uma frequência de 10 Hz. [26]

Laser para ressecção da ponta da raiz, preparação da cavidade retrógrada e curetagem periapical

A primeira tentativa de utilizar o laser na cirurgia endodôntica foi feita pelo Dr. Weichman, que tentou selar o forame apical de dentes extraídos dos quais a polpa tinha sido removida.[24]
Os lasers são atualmente utilizados com muito bons resultados na cirurgia periapical para a ressecção do ápice ou para melhorar o selamento apical após apicoectomia e obturação retrógrada. As principais vantagens do laser de CO2 na cirurgia periapical incluem a melhoria da hemostase e da visualização da área cirúrgica, a possível esterilização da extremidade da raiz, a redução da permeabilidade da superfície da dentina, um menor risco de contaminação da área cirúrgica e uma redução das complicações pós-operatórias. De acordo com os defensores da aplicação do laser na cirurgia periapical, as principais vantagens em relação à instrumentação rotatória são a redução do trauma tecidual e do risco de contaminação - no entanto, são necessários mais estudos para avaliar a relação custo-benefício associada.[27] Foram realizados estudos experimentais para comparar os achados microestruturais endoscópicos com os do olho nu ou de outros dispositivos de ampliação, bem como estudos clínicos prospectivos que compararam a cirurgia endodôntica com ou sem a utilização de um endoscópio, ou o endoscópio com outro dispositivo de ampliação.[28] Estudos experimentais demonstraram a utilidade do endoscópio na identificação de microestruturas durante a cirurgia periapical. No entanto, são necessários mais ensaios clínicos aleatórios e controlados para determinar se estes benefícios se traduzem em melhores resultados na cirurgia periapical na prática clínica.[28]
Com a introdução do microscópio e do endoscópio, a prática de diagnóstico em cirurgia periapical sofreu uma revolução tecnológica. Estes dispositivos não só aumentam a precisão dos procedimentos cirúrgicos, como também podem melhorar as possibilidades de diagnóstico através de uma melhor visualização do campo de tratamento. Por exemplo, permitem a deteção de istmos, canais acessórios ou microfracturas da raiz, que são difíceis de reconhecer e tratar sem uma ampliação adequada. A utilização do microscópio aumentou a taxa de sucesso da cirurgia periapical, que era de 96,5% após um ano de seguimento e de 91,5% após cinco anos. Esta melhoria no prognóstico da cirurgia periapical deve-se ao facto de o microscópio facilitar a remoção de tecido necrótico e de toxinas bacterianas que não são visíveis sem ampliação. Além da ampliação e iluminação do campo cirúrgico pelo microscópio, a endoscopia oferece a vantagem de uma visão "circular" de toda a região, possibilitando o exame da superfície lingual da raiz ou da parede vestibular da cavidade ou espaço retrógrado preparado. [28]A utilização da endoscopia na cirurgia periapical foi descrita por Bahcall et al. (8) em 1999, e seu uso no

diagnóstico intraoperatório está se tornando cada vez mais popular, pois o ajuste do ângulo de visão é simples e rápido e o aparelho também é fácil de transportar A endoscopia apresenta várias vantagens clínicas sobre a microscopia cirúrgica na microcirurgia endodôntica. Graças ao campo de visão não fixo, o campo de tratamento pode ser visualizado em diferentes ângulos e *distâncias sem* perder a profundidade de campo. 9O endoscópio é mais versátil do que um microscópio. Na orascopia, o orascópio, um endoscópio médico modificado, é utilizado para o tratamento da cavidade oral. Utiliza fibras de vidro, o que torna o instrumento leve e flexível.(29)

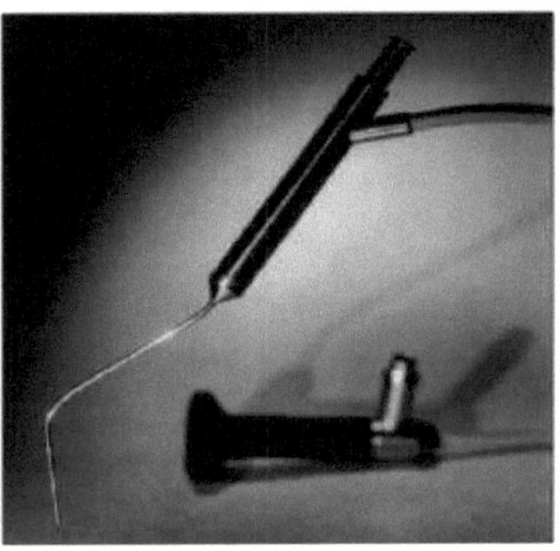

Microendoscópio "visio scope" (Fig. 22)

As vantagens do laser em relação ao bisturi são uma maior precisão, um pós-operatório relativamente incruento, um local cirúrgico estéril, incisões mínimas, inchaço e cicatrizes, coagulação, vaporização e pouca ou nenhuma sutura, bem como muito menos ou nenhuma dor pós-operatória. A permeabilidade da dentina exposta pela apicoectomia é uma das causas do insucesso da cirurgia endodôntica, pois a microinfiltração e a contaminação bacteriana desencadeiam a inflamação. A utilização de lasers resultou em superfícies mais lisas e numa infusão e recristalização mais homogénea da dentina, selando os túbulos e reduzindo a permeabilidade. (24)

Tratamento por laser de lesões periapicais do trato sinusal

A terapia com laser é recomendada para casos em que a ressecção da ponta da raiz ou a curetagem periapical não pode ser efectuada ou em que o tratamento endodôntico padrão não é possível porque o canal radicular é demasiado profundo. Este tratamento pode ser efectuado em combinação com o tratamento endodôntico ou cirúrgico para acelerar a cicatrização da ferida. Os lasers pulsados de Nd:YAG e de CO2 são recomendados para estes tratamentos. (15) Para o laser Nd:YAG pulsado, os parâmetros recomendados são 2 W e 20 ppm e a ponta da fibra deve ser inserida no trato e lentamente puxada da ponta da raiz até à saída através do trato sinusal. Este tratamento é geralmente efectuado três ou quatro vezes durante uma consulta. Quando se utiliza o laser de CO2, a saída da drenagem deve ser ablacionada o mais profundamente possível a 1 ou 2 W e sob arrefecimento a ar ou anestesia local. Os tratamentos com laser acima referidos são efectuados uma ou duas vezes por semana até ao desaparecimento dos seios nasais.(18)

CAPÍTULO 9
Segurança laser

Todos os riscos específicos e estocásticos devem ser investigados e devem ser tomadas medidas para minimizar a sua ocorrência no âmbito dos regulamentos aplicáveis. As medidas de segurança para a utilização de lasers na prática dentária podem ser enumeradas da seguinte forma:

- Ambiente
- Responsável pela segurança dos lasers/responsável pela segurança dos lasers
- Acesso
- Caraterísticas de segurança do laser
- Proteção dos olhos
- Teste de combustão
- Regulamentação local
- Educação

Ambiente

O conceito de colimação do feixe laser só se aplica à transmissão no vácuo ou na saída direta da cavidade do laser. No ar, e certamente ao transmitir através de um sistema com ou sem um dispositivo de focagem, ocorrerá alguma divergência. Tendo em conta a potência de saída, a quantidade de divergência, o diâmetro do feixe e a configuração do feixe, pode ser determinada uma distância nominal de perigo para os olhos (NOHD) Trata-se de uma distância da emissão laser à qual o risco para o tecido (olho) é inferior à emissão máxima admissível (MPE). Trata-se de um cálculo complexo que pode ser efectuado por um físico médico, mas para um laser dentário da Classe IV (que corresponde ao potencial de causar riscos biológicos) esta distância é de aproximadamente três metros.

Responsável pela segurança

Os consultórios dentários que oferecem tratamentos laser das classes IIIB e IV têm de nomear um conselheiro para a proteção dos lasers (LPA) e um responsável pela segurança dos lasers (LSO). O LPA é normalmente um físico médico que aconselha sobre os dispositivos de proteção necessários para cada comprimento de onda laser utilizado. O LSO é nomeado para garantir que todos os aspectos de segurança da utilização do laser são identificados e aplicados. Idealmente, ele ou ela é

pode ser uma enfermeira dentista devidamente formada e qualificada. As tarefas do LSO incluem o seguinte :

- Confirmar a classificação do laser,
- Ler as instruções do fabricante relativas à instalação, utilização e manutenção do equipamento laser,
- Certificar-se de que o equipamento laser está corretamente montado para utilização,
- Formação dos trabalhadores para o manuseamento seguro dos lasers,
- Monitorizar a área controlada e restringir o acesso,
- Respeitar os protocolos de manutenção dos aparelhos laser,

- Colocar sinais de aviso adequados,
- Recomendar equipamento de proteção individual adequado, como proteção ocular e vestuário de proteção,
- Manter um registo de todos os procedimentos laser realizados, relacionados com cada doente, o procedimento e os parâmetros de funcionamento do laser,
- Manutenção de um sistema de notificação de efeitos adversos,
- Assumir o controlo geral da utilização do laser e interromper o tratamento se uma medida de segurança for violada.[30]

Acesso

Ao contrário de um bloco operatório num hospital, a maior parte dos consultórios dentários estão situados em salas com barreiras físicas e uma ou, eventualmente, duas portas de acesso. Isto facilita o controlo do acesso de pessoas não autorizadas. No entanto, a maioria dos lasers de classe IV tem uma tomada de controlo remoto que pode ser utilizada para ativar os fechos das portas e as luzes de aviso durante a emissão do laser. As clínicas dentárias que trabalham num ambiente aberto com várias cadeiras têm de considerar este requisito com mais pormenor. Apenas o dentista, o assistente e o doente devem ser autorizados a entrar na área controlada durante o tratamento com laser.

Caraterísticas de segurança do laser

Todos os lasers têm caraterísticas de segurança incorporadas que têm de corresponder para permitir a emissão do laser. Estas incluem:

- Botão "Paragem de emergência",
- Fecho das aberturas de emissão para evitar a emissão de laser até que seja instalado o sistema de distribuição correto,
- Interruptor de pé coberto para evitar o acionamento acidental,
- Painel de controlo para garantir parâmetros de emissão corretos,
- Sinais acústicos ou visuais de emissões laser,
- Armários de distribuição trancados para impedir o acesso não autorizado às máquinas internas,
- Proteção por chave ou palavra-passe,

Todas as pessoas na área de controlo devem usar proteção ocular adequada durante a emissão do laser. Considera-se aconselhável cobrir os olhos do doente com gaze húmida durante os procedimentos periorais de comprimento de onda longo. O LSO deve selecionar os óculos de proteção corretos para o comprimento de onda do laser utilizado; estes devem estar isentos de riscos ou danos e ter protecções laterais. A proteção dos olhos deve ser adequadamente especificada para as potenciais condições de exposição e a sua utilização deve ser objeto de uma política escrita rigorosamente aplicada. Todos os óculos de proteção devem ser rotulados com o comprimento de onda a que se destina a proteção e com um valor de densidade ótica (DO).

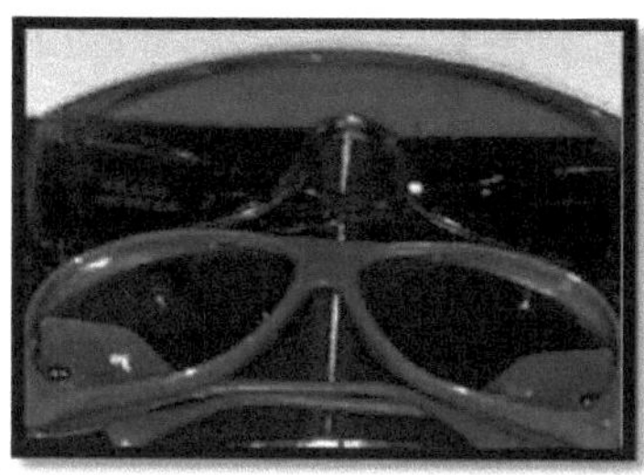

Óculos de proteção contra laser com protecções laterais (Fig. 23)

Teste de combustão

Antes de cada procedimento laser e antes de dar instruções ao doente, o médico ou o LSO deve efetuar um teste de disparo do laser. Este teste destina-se a garantir que o laser foi montado corretamente, que está a funcionar corretamente e que a emissão do laser passa pelo sistema de entrega. São utilizados óculos de proteção e são observadas todas as outras medidas de segurança. O laser é apontado para um material absorvente adequado, por exemplo, água para comprimentos de onda longos e papel escuro para comprimentos de onda curtos, e é operado com a potência mais baixa para o laser que está a ser utilizado O laser é então inactivado e o doente é fotografado.

Regulamentação local

Tal como acontece com as radiações ionizantes, deve ser elaborado um código de conduta local para as clínicas que efectuam tratamentos com laser. A LPA pode ajudar na preparação deste documento, mas este deve incluir os seguintes pontos:

- Nome e endereço do consultório,
- Cada laser utilizado, identificado pelo fabricante, comprimento de onda, modo de emissão, potência de saída, sistema de distribuição e número de série,
- Pessoal autorizado a utilizar o laser,
- Transferência da autorização e da responsabilidade pela avaliação e controlo dos riscos dos lasers para um responsável pela segurança dos lasers,
- Uma diretriz escrita sobre segurança do laser que abrange todos os aspectos de segurança da utilização do laser em medicina dentária,
- Estabelecimento de um programa de garantia da qualidade, incluindo a inspeção e manutenção regulares do equipamento laser,
- Formação e educação do pessoal envolvido na utilização de lasers, gestão de incidentes e acidentes, incluindo a comunicação, investigação, análise e medidas corretivas. As regras locais devem ser lidas e assinadas por todo o pessoal da clínica envolvido no tratamento com laser e actualizadas regularmente.

Educação

Todos os funcionários devem receber formação objetiva e reconhecida sobre os aspectos de segurança da utilização do laser em medicina dentária, tal como acontece noutras áreas especializadas. [30]

Capítulo 10

Avanços recentes em lasers

Com o rápido desenvolvimento da tecnologia laser, estão agora disponíveis novos lasers com uma variedade de propriedades para utilização em diferentes áreas da medicina dentária. A procura de novos dispositivos e tecnologias tem sido sempre um desafio. Continuam a ser realizados estudos para otimizar as propriedades dos lasers existentes na área da endodontia. Com toda a investigação e os avanços que estão a ser feitos, há uma boa hipótese de os lasers ganharem popularidade em relação aos métodos tradicionais na endodontia.

Lasers na analgesia

A LLLT é utilizada por muitos dentistas e dentistas pediátricos para a analgesia de restaurações de dentes decíduos. Com taxas de pulsação entre 15 e 20 Hz e energias de pulsação abaixo do limiar de ablação da estrutura dentária, a energia do laser de érbio penetra no dente e é guiada ao longo dos cristais de hidroxiapatite (que funcionam como guias de ondas) até à polpa dentária.

A irradiação laser reduz a condução das fibras C da polpa dentária e estimula a libertação de endosporinas e de serotonina, aumenta o fornecimento de oxigénio e a drenagem linfática, o que conduz a uma diminuição da sensação de dor (analgesia).

O laser é colocado sobre a ponta de cada dente para aliviar a dor. A duração deste efeito é de cerca de 15 minutos. É efectuada uma nova aplicação após a preparação do dente para aliviar a dor e a inflamação. A analgesia não é tão eficaz nos dentes permanentes devido à polpa maior, mas permite tratamentos de airabrasão confortáveis e a cimentação de coroas e pontes.[31]

Cicatrização de feridas e angiogénese

A reparação dos tecidos é um processo interativo que envolve mediadores químicos, células e a resposta inflamatória e é caracterizada pelas etapas clássicas da reparação: inflamação, granulação e remodelação. A remodelação vascular é um processo com várias etapas que envolve a formação de vasos, a migração de células endoteliais, a proliferação e a formação de tubos. Embora vários estudos in vivo tenham demonstrado que a fototerapia com laser influencia a reparação dos tecidos, os mecanismos da angiogénese ainda não são totalmente compreendidos.

ainda não são conhecidos. Foram realizados muitos estudos para avaliar a angiogénese em feridas em modelos de roedores. O estudo mostra que a LLLT influencia positivamente a angiogénese, a expressão de TGF-β e a deposição de colagénio. No entanto, a área de TGF-β só aumentou significativamente a partir do 6º dia, enquanto a área de colagénio aumentou progressivamente ao longo do período de estudo. Este resultado sugere que outros factores de crescimento estão envolvidos na síntese de colagénio. Estudos in vivo e in vitro com diferentes protocolos demonstraram que a LLLT modula muitas das células envolvidas no processo de cicatrização. Os resultados do estudo que avaliou o efeito da LLLT no volume ósseo e na área de contacto osso-implante à volta de implantes colocados em enxertos de osso bovino ou autólogo no fémur de coelhos mostraram que a utilização da LLLT estimulou a formação de osso novo, resultando num aumento da área de contacto osso-implante tanto em xenoenxertos como em autoenxertos. [32]

Alívio da dor

Os doentes podem sentir dor no dia seguinte ao tratamento endodôntico. Isto é particularmente comum após o tratamento de condições crónicas. Ocorre porque uma lesão se torna aguda à medida que o processo de cicatrização começa. Num estudo, o laser de baixa intensidade foi utilizado para reduzir a dor após uma sessão de tratamento e os resultados demonstraram-no: Considerando a redução significativa da dor no grupo do LLLT 4, 8, 12 e 48 horas após o tratamento endodôntico, o LLLT parece ser uma abordagem eficaz e não farmacológica para reduzir a dor após o tratamento endodôntico. Uma das áreas mais investigadas da terapia laser é a cicatrização de feridas. De facto, esta foi uma das primeiras indicações investigadas por Mester. No estudo de caso, foi utilizado um laser de díodo de 810 nm e um laser de baixa intensidade, que foram acompanhados durante dezasseis meses para melhorar a cicatrização do edema.[33]

O mecanismo e a eficácia da LLLT no tratamento da dor devem ser vistos como complementares às modalidades de fisioterapia reconhecidas. A terapia laser pode ser combinada com êxito com o tratamento clássico da dor à base de medicamentos, uma vez que aumenta a eficácia do tratamento. A LLLT actua sobre a dor ao nível das terminações nervosas livres através de um efeito de estimulação preferencial da emissão laser nas fibras A alfa, A delta e B beta em relação às fibras C nociceptivas. Outros estudos mostram que um número crescente de médicos está a utilizar modalidades de tratamento com luz laser. Embora a percentagem ainda seja pequena, está a aumentar todos os anos.(34) *Dor orofacial.* Especialmente na medicina dentária, onde a dor é uma das expectativas mais temidas, o alívio da dor é um efeito altamente desejável da LLLT. No entanto, para o conseguir, são necessárias doses mais elevadas do que para a estimulação geral - pelo que a redução e o alívio da dor não são a mesma coisa.

A estimulação dos tecidos não pode ser conseguida em simultâneo. A LLLT pode reduzir gradualmente a dor ao encurtar a fase inflamatória. No entanto, a janela de dose para este resultado é mais baixa do que para o alívio imediato da dor. A LLLT estimula os precursores opióides e provoca vesículas axonais transitórias que reduzem a transmissão neural. A nevralgia do trigémeo (inflamação do nervo trigémeo) e a nevralgia pós-herpética (uma complicação do herpes zoster) são duas indicações adequadas para a LLLT. Esta terapia não é adequada para curar a nevralgia do trigémeo, mas permite reduzir a ingestão do medicamento carbamazepina.[35]

Infeção dentária

Em qualquer caso de infeção dentária, o laser pode ser aplicado nos gânglios linfáticos submandibulares para aumentar o fluxo linfático da área infetada, reduzir as células inflamatórias e trazer neutrófilos para o local da infeção para acelerar a cicatrização. A terapia laser não exclui a utilização de antibióticos na maioria dos casos, mas ajuda a aumentar a absorção do antibiótico na corrente sanguínea. Lopes et al. demonstraram que a terapia laser é eficaz no tratamento de infecções agudas como a pericoronite, o abcesso endodôntico e a alveolite. O herpes simplex pode ser tratado com 4 a 6 j por vesícula na fase prodrómica ou ligeiramente mais tarde. Isto promove a cura e reduz o número de recaídas. Os ataques de HSV1 podem ser tratados nos períodos silenciosos.Os lasers matam as bactérias através de um mecanismo conhecido como fotossensibilização letal por laser (LLP). A radiação laser emitida por um dispositivo laser de baixa potência ativa um corante como o azul de toluidina O, que por sua vez exerce um efeito letal em determinadas células, como as bactérias. Burns T et al. verificaram que as bactérias cariogénicas Streptococcus mutans. S. sobrinus, Lactobacillus casei e Actinomyces viscosus podem ser mortas por LLP com azul de toluidina O. [31]

Terapia laser para reduzir as náuseas e o vómito

A náusea é um dos problemas mais comuns associados ao tratamento dentário. Alguns médicos utilizam a acupunctura para aliviar as náuseas. Também pode ser utilizado um laser em vez de agulhas especiais. Para o efeito, são utilizados pelo menos 2 J de energia na zona do pulso e do ponto meridiano P6.[33] A aplicação do laser no ponto de acupunctura P6 no pulso reduz o engasgamento e a náusea que muitos doentes sentem durante os tratamentos dentários, as impressões e as radiografias. O ponto de acupunctura P6 é um dos vários pontos que acalmam o sistema nervoso parassimpático.A aplicação destes pontos também é eficaz em doentes ansiosos e nervosos. Num relatório de 1998 publicado no British Journal of Anesthesia, foi investigada a eficácia da irradiação laser do ponto de acupunctura P6 nos vómitos após uma operação. A frequência de vómitos foi significativamente mais baixa no grupo de estimulação laser (25%) do que no grupo placebo (85%) e os pacientes mostraram-se muito receptivos ao procedimento indolor.[31]

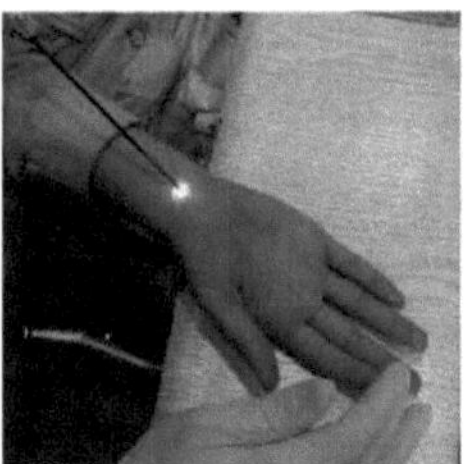

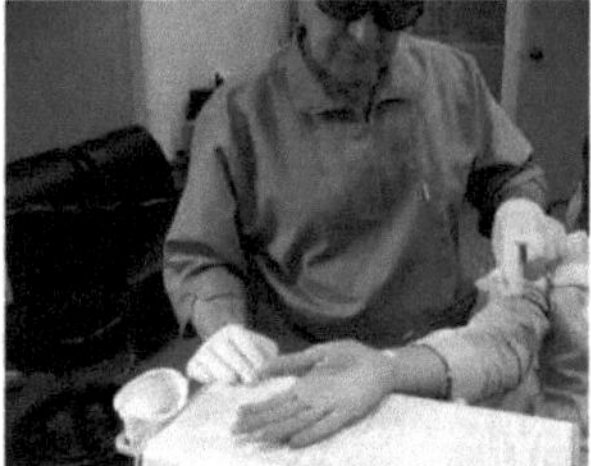

Utilização da terapia laser para reduzir as náuseas durante as fases de tratamento do canal radicular. (A) Localização do ponto. (B) Utilização de um laser de baixa intensidade (Fig. 24)

Terapia laser em anestesia acelerada

Em doentes com problemas de anestesia, a irradiação da ponta do dente com um laser de 2 a 3 J melhora a circulação sanguínea nesta área e a anestesia com lidocaína é conseguida mais rapidamente. Além disso, o tempo de indução da anestesia é encurtado devido à melhoria da circulação sanguínea local. A irradiação da zona de injeção com um laser de 2J é eficaz na redução da dor do doente e no aumento do limiar de irritação. A injeção no ligamento periodontal é muito dolorosa, e a irradiação com 3 a 4 J sob a papila reduz significativamente a dor durante a injeção. [33]

Capítulo 11
Tendências futuras dos lasers

As aplicações mais comuns da tecnologia laser são a medicina e os cuidados de saúde, o fabrico, mas também as comunicações, a segurança, a agricultura, a construção, o entretenimento, a defesa, os transportes e a aplicação da lei. Apesar do rápido desenvolvimento da tecnologia, as descobertas ainda estão a dar os primeiros passos.

Ainda há muito mais a descobrir no domínio da medicina dentária. É necessário efetuar investigação com diferentes comprimentos de onda para descobrir o novo papel dos lasers na medicina dentária.

Regeneração

A terapia laser de baixa potência (LPL) é utilizada para tratar a inflamação e a dor, bem como para promover a cicatrização de feridas, o rejuvenescimento da pele e o crescimento do cabelo. Verificou-se que o tratamento com LPL promove a regeneração do tecido cardíaco, pulmonar e nervoso. Estes efeitos regenerativos podem ser mediados por células estaminais, mas ainda não foi claramente estabelecida uma ligação direta entre o tratamento com laser e a biologia das células estaminais.

As células estaminais, que se encontram em todo o corpo, podem dar origem a células especializadas. Os investigadores conseguiram induzir as células estaminais em laboratório a transformarem-se (diferenciarem-se) em muitos tipos de células antes de serem infundidas no corpo. No entanto, estas técnicas são demoradas e podem ter efeitos secundários indesejáveis. Atualmente, os dentistas utilizam materiais inertes para reparar dentes danificados. A regeneração de tecidos seria uma alternativa atractiva porque os materiais inertes podem falhar com o tempo e não proporcionam a função completa do tecido. No entanto, estimular a regeneração dos dentes é um grande desafio.

Os dentes são compostos por várias partes, incluindo a polpa no centro, a dentina no meio e o esmalte na superfície. Uma dose baixa de luz laser de baixa potência activou células estaminais dentárias nos molares de ratos para produzir dentina, um dos principais componentes dos dentes. Esta descoberta poderá conduzir a novas abordagens para o desenvolvimento de terapias económicas e não invasivas para tratar doenças e lesões dentárias. Os cientistas começaram por examinar ratos com cáries em dois molares, cada um dos quais com a polpa dentária exposta (a parte interna mole do dente). Um dente foi tratado com LPL, o outro não. Ambas as áreas danificadas foram depois preenchidas. Os investigadores verificaram que se formou mais dentina no dente tratado com LPL.

molar tratado após 12 semanas. A equipa utilizou linhas celulares de laboratório para investigar a forma como a LPL ataca a dentina. Descobriram que o tratamento com LPL produz um tipo de molécula conhecida como espécies reactivas de oxigénio (ROS). As ERO estimulam a produção de dentina através da ativação do fator de crescimento transformador beta (TGF-β), uma proteína de sinalização que pode promover a diferenciação das células estaminais dentárias. Os investigadores mostraram também que o LPL induzia as células estaminais dentárias humanas adultas a formar dentina em laboratório. Em conjunto, estes resultados sugerem que o LPL pode ser utilizado para induzir células estaminais em dentes humanos para regenerar a dentina. Para aplicar este tratamento em seres humanos, seria necessário desenvolver técnicas cirúrgicas eficazes e abordagens de focagem ótica. [36]

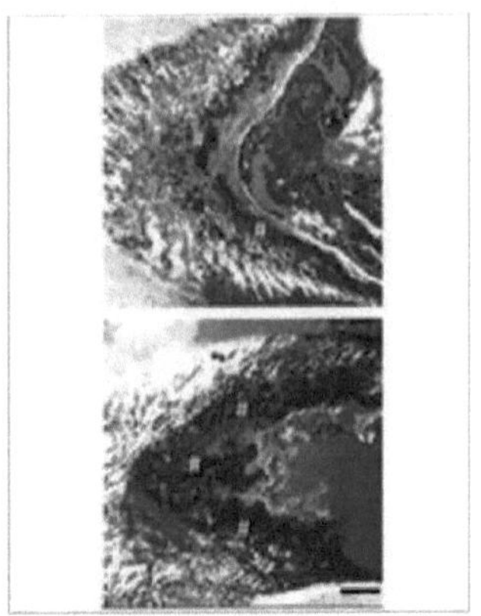

Doze semanas após o tratamento com o laser de baixa potência, é possível observar mais dentina recém-formada nos dentes tratados com o laser (em baixo) do que nos dentes de controlo (em cima), caracterizada por marcas de hash amarelas (#). (Fig. 25)

Terapia laser para restaurar os nervos danificados

Em geral, as lesões nervosas curam-se lentamente. Os procedimentos cirúrgicos em medicina dentária e endodontia podem provocar lesões nervosas. A extrusão de selantes contendo formaldeído a partir da extremidade dos canais também pode afetar o tecido nervoso adjacente. A utilização de lasers de baixa intensidade pode ser uma boa ideia para a regeneração do tecido nervoso danificado. Em modelos animais, a utilização de lasers de baixa intensidade levou a uma estimulação do crescimento dos axónios das fibras danificadas. O protocolo de terapia laser envolve a irradiação com 4/5 J durante 10 dias. Num estudo clínico em dupla ocultação realizado por Khullar et al. os efeitos da LLLT em 13

Foram examinados pacientes com lesões prévias no nervo alveolar inferior. No grupo de teste, foi observada uma melhoria significativa no sentido do tato após o tratamento com laser de baixa intensidade em comparação com o grupo de controlo. Não se registou qualquer diferença na sensação térmica entre os dois grupos(34). Num estudo-piloto aleatório e em dupla ocultação, Rochkind et al. demonstraram que a fototerapia pós-operatória com laser de 780 nm melhora o processo de regeneração do nervo periférico após a reconexão do defeito nervoso utilizando um neurotubo de PGA. Morfologicamente, o grupo tratado com laser apresentou um aumento do número total de axónios mielinizados. Os investigadores referiram ainda que a terapia laser de 780 nm (250 mW) pode melhorar gradualmente a função motora dos nervos em doentes com lesões nervosas periféricas de longa duração, conduzindo a uma recuperação funcional significativa. [37]

Lasers na robótica

Um sistema robótico melhorado para manipular o feixe de laser foi desenvolvido num estudo com o objetivo de obter uma ablação tridimensional (3D) segura e precisa do dente e, assim, realizar a preparação automática da coroa dentária em operações clínicas. Os autores apresentam um sistema automático de ablação a laser para a preparação de coroas dentárias em trabalhos de restauração dentária. O sistema, que combina robótica e tecnologia laser, foi desenvolvido para controlar o foco do laser em movimento tridimensional, permitindo assim uma preparação rápida e precisa da coroa. O sistema é composto por um dispositivo de controlo, um monitor em tempo real e um suporte de dentes. Foi desenvolvido um processo de ablação camada a camada para controlar o foco do laser durante a preparação da coroa. As experiências são efectuadas com um laser de picossegundos em resina de cera e dentes. Os resultados das experiências de ablação mostram que a amplitude de movimento e a resolução do sistema robótico podem cumprir os requisitos das operações dentárias típicas para a preparação de coroas dentárias. Os erros na forma do dente e no ângulo de preparação também podem cumprir os requisitos da preparação clínica de coroas. Embora os resultados experimentais ilustrem o potencial da utilização de lasers de picossegundos para a preparação de coroas dentárias em 3D, muitas questões de investigação têm ainda de ser investigadas antes de o sistema poder ser utilizado na prática clínica.[38]

Absorção de fluoreto no esmalte dentário

O tratamento tópico com flúor previne as cáries dentárias. No entanto, os depósitos de fluoreto de cálcio resultantes são moles e têm baixa resistência ao desgaste, pelo que é necessário um tratamento frequente. Os lasers aquecem as superfícies rapidamente e podem ser portáteis e adequados para tratamentos orais. Investigámos a morfologia, a nano-dureza, o módulo de elasticidade, a resistência ao desgaste e a absorção de flúor do esmalte tratado com flúor irradiado com um laser de CO_2 durante 5 e 10 segundos.

melhoraram significativamente as propriedades mecânicas dos depósitos de fluoreto de cálcio. A resistência ao desgaste dos depósitos semelhantes a fluoreto de cálcio melhorou em cerca de 34% após uma irradiação laser de 5 segundos e em cerca de 40% após uma irradiação de 10 segundos. Verificámos também que o tratamento com laser aumentou a absorção de flúor em pelo menos 23%.[39]

Capítulo 12

Discussão

A profissão de dentista está muito entusiasmada com as possibilidades dos lasers na prática dentária. Nos últimos anos, temos assistido a uma forte emergência dos lasers no campo da medicina dentária.[40] Laser é uma abreviatura de Light Amplification by Stimulated Emission of Radiation (Amplificação da luz por emissão estimulada de radiação), que foi descrita por Einstein em 1917. Theodore Maiman demonstrou os benefícios dos lasers em 1960, utilizando um laser de rubi. Em 1964, Sognnaes e Stern utilizaram o laser de rubi em medicina dentária para vaporizar o esmalte e a dentina dos dentes. O atual desenvolvimento rápido de lasers com diferentes comprimentos de onda e parâmetros pode continuar a ter um grande impacto no âmbito e na prática da medicina dentária.[41]

Uma das maiores vantagens da utilização de lasers em medicina dentária é o elevado nível de aceitação por parte dos pacientes. B Os pacientes estão agora conscientes dos lasers e dos seus benefícios. Alguns médicos estão relutantes em entrar neste campo excitante devido ao tamanho e ao custo do equipamento. No entanto, os lasers dentários actuais são pequenos, leves, altamente portáteis e cada vez mais acessíveis.[40]

Os lasers são utilizados em várias áreas da medicina dentária e têm efeitos importantes, por exemplo, na preparação de cavidades, hipersensibilização da dentina, capeamento pulpar, esterilização de canais radiculares, modelação de tecidos moles, diagnóstico e outros. Os parâmetros específicos da sua utilização dependem das propriedades individuais de absorção dos tecidos.[40]

Os lasers podem ser classificados de acordo com o seu espetro de luz, o material utilizado, a dureza, etc. Os lasers também se dividem em lasers suaves e lasers duros. Os lasers suaves têm uma energia fria (atérmica) que é emitida sob a forma de comprimentos de onda e se destina a estimular a atividade celular. Os fabricantes afirmam que estes lasers podem apoiar a cicatrização dos tecidos, reduzir a inflamação, o edema e a dor. As aplicações clínicas incluem a cicatrização de inflamações ósseas localizadas, a cicatrização de úlceras aftosas, a redução da dor e o tratamento da gengivite. Os lasers suaves atualmente utilizados clinicamente são os de hélio-neon (He-N) a 632,8 nm (vermelho, visível). Arsenieto de gálio (Ga-As) a 830 nm (infravermelho, invisível). Os lasers duros (cirúrgicos) podem cortar tanto tecidos moles como duros. Os modelos mais recentes podem transmitir a sua energia através de uma fibra ótica flexível. Tipo mais comum atualmente

Os lasers médicos clinicamente utilizados nesta categoria são Laser de árgon (Ar) a 488-514 nm, laser de dióxido de carbono (CO2) a 10,6 mícrones, granada de ítrio-6-alumínio dopada com neodímio (Nd:YAG) a 1,064 mícrones, fosforeto de índio-gálio-arseneto-InGaAsP (díodo). Granada de hólmio-ítrio-alumínio (Ho:YAG) a 2,1 micrómetros, granada de érbio-crómio-mítrio-sénio-gálio (Er,Cr:YSGG) a 2,78 micrómetros, neodímio-mítrio-alumínio-perovskite (Nd:YAP) a 1340 nm.[41]

A utilização segura de lasers em medicina dentária estende-se a todo o pessoal que possa estar exposto, intencional ou acidentalmente, e exige que o clínico principal adopte um procedimento que minimize o risco de exposição acidental à luz laser. O âmbito dos regulamentos é semelhante ao da utilização de radiações ionizantes na prática dentária. As medidas de segurança dos lasers na prática dentária são frequentemente inspiradas na utilização segura dos lasers na medicina geral e noutras áreas especializadas da medicina e da cirurgia.[30]

Os lasers são as ferramentas minimamente invasivas mais importantes na medicina dentária, e está provado que continuarão a ser uma excelente ferramenta no campo da medicina dentária no futuro. A capacidade de interagir com precisão e, nalguns casos, remover apenas algumas camadas de células de cada vez. Em comparação com as peças de mão convencionais de alta velocidade que interagem na superfície do dente, as microestruturas são removidas e a temperatura da polpa é reduzida. A remoção de tecido ósseo e o contorno do dente também podem ser efectuados de forma mais fácil e rápida. A redução do número de bactérias e outros agentes patogénicos no campo cirúrgico e na preparação da cavidade é facilmente conseguida. Nos procedimentos em tecidos moles, os resultados habituais são uma hemostase muito boa e uma menor necessidade de suturas e de tamponamento cirúrgico. A cicatriz pós-operatória é minimizada, uma vez que a incisão a laser é mais larga e mais irregular do que a de um bisturi. A terapia periodontal assistida por laser pode ser efectuada com segurança numa vasta gama de pacientes, como crianças e mulheres grávidas. Não ocorrem reacções alérgicas nem resistência bacteriana nos pacientes. A visualização do campo cirúrgico é muito melhor devido à hemostase e alguns procedimentos a laser podem ser efectuados com menos anestesia local. [42]Mas o laser é uma faca de dois gumes que tem as suas próprias limitações e desvantagens. Embora os lasers sejam úteis na remoção de cáries e na preparação dos dentes, a família do laser de érbio não consegue remover o ouro e a porcelana vítrea e tem pouca interação com a amálgama. Em alguns casos, a acessibilidade pode ser limitada. Os lasers geram calor. O médico deve observar e monitorizar cuidadosamente a taxa de remoção de tecido para evitar o sobreaquecimento e danos térmicos laterais. Ao remover o esmalte, o laser não é tão rápido como uma broca rotativa. O investimento inicial para alguns dispositivos pode ser considerável. [42]A logística envolvida também pode ser um fator. A medicina dentária entrou numa era excitante de alta tecnologia. O laser dentário oferece ao dentista não apenas uma janela, mas uma porta para este campo de alta tecnologia, gratificante e potencialmente lucrativo. [40]Olhando para o futuro, espera-se que as tecnologias laser específicas se tornem uma parte essencial da prática dentária moderna nos próximos dez anos. [43]O desenvolvimento contínuo da tecnologia laser poderá levar ao aparecimento de um novo ramo da medicina dentária: a "medicina dentária a laser" .

Capítulo 13

Conclusão

Na era moderna da medicina dentária, a medicina dentária minimamente invasiva ganhou popularidade. Um dos métodos de medicina dentária minimamente invasiva é a utilização de lasers.

O dentista de hoje tem a oportunidade de utilizar a tecnologia laser que lhe permite efetuar tratamentos dentários com melhores resultados clínicos, maior conforto para o paciente e uma cicatrização mais rápida.

A tecnologia laser pode melhorar consideravelmente a capacidade de um dentista para abordar as necessidades clínicas de um doente e efetuar procedimentos adicionais, tanto a nível clínico como estético. [(41)] Os lasers, que estão em constante evolução, podem ser adaptados às necessidades dentárias e tornar-se uma ferramenta muito útil para os dentistas. Atualmente, o tratamento a laser é um método reconhecido com benefícios para o dentista geral. As vantagens dos lasers são um campo cirúrgico sem sangue, uma dor pós-operatória mínima ou nula e uma elevada aceitação por parte dos pacientes, o que faz dos lasers uma alternativa altamente favorável ao tratamento convencional. A medicina dentária entrou numa era excitante de alta tecnologia. O laser dentário oferece aos dentistas não apenas uma janela, mas uma porta para este campo de alta tecnologia, gratificante e potencialmente lucrativo. [(40)]Olhando para o futuro, prevê-se que certas tecnologias laser se tornem uma parte essencial da prática dentária moderna durante a próxima década.[(40)] Os lasers estão a ser introduzidos no campo da medicina dentária clínica na esperança de ultrapassar algumas das desvantagens dos métodos convencionais de procedimentos dentários. Atualmente, está a ser realizada uma variedade de procedimentos com lasers. A ideia de o laser substituir o som de uma broca de alta velocidade pode aliviar os receios e as ansiedades do doente; o laser oferece ao dentista não só uma janela, mas também uma porta para uma área altamente técnica. Os lasers tornaram-se um farol de esperança na medicina dentária. [(17)]Quando utilizados de forma eficiente e ética, os lasers são uma modalidade de tratamento excecional para muitos problemas clínicos que os dentistas tratam diariamente. A tecnologia laser para utilização em cirurgia de tecidos duros e moles encontra-se num elevado estado de arte, após décadas de desenvolvimento até à data. [(1)]O campo das reacções fotoquímicas com base no laser encerra um grande potencial para outras aplicações, em particular para atingir células, agentes patogénicos ou moléculas específicas. Mas o laser nunca foi a "varinha mágica" que muitas pessoas esperavam. [(17)]No entanto, com alguns dos mais recentes resultados da investigação, o futuro dos lasers dentários é muito promissor. Outra área de crescimento para o futuro será provavelmente a combinação de técnicas de laser de diagnóstico e terapêuticas. Olhando para o futuro, espera-se que certas tecnologias laser se tornem uma parte essencial da prática dentária moderna durante a próxima década. [(1)]

BIBLIOGRAFIA

1. **Verma S K, Maheshwari S, Singh R K e Chaudhari P K**. Laser em medicina dentária: uma ferramenta inovadora na prática dentária moderna. Natl J Maxillofac Surg. 2012 Jul-Dez; 3(2): 124-132.
2. **Singh S, Gambhir R S, Kaur A , Singh G, Sharma S, Kakar H.** Lasers dentários: uma revisão dos princípios essenciais de segurança. J Lasers Med Sci 2012; 3(3):91-6
3. **Coluzzi D J. Noções** básicas sobre o laser dentário: ciência e instrumentos. Dent Clin N Am 48 (2004) 751-770.
4. Utilização do laser em medicina dentária. www.webmd.com
5. Associação Americana de Endodontia. Utilização de lasers em medicina dentária. www.aae.org
6. **Levin R. P.** Surprising trends in the use of lasers (Tendências surpreendentes na utilização de lasers). www.dentaleconomics.com.
7. **Gutknecht N**. Estado da arte em lasers para medicina dentária. Jornal da Academia de Laser e Saúde Vol. 2008; No.3/1; www.laserandhealth.com
8. **Stabholz A, Helft S S, Moshonov J.** Laser em endodontia. Dent Clin N Am 48 (2004) 809-832
9. **Parker S**. Introdução, história dos lasers e produção de luz laser. British Dental Journal Vol. 202 NO. 1 Jan 13 2007
10. **Karlovic Z, Ribaric S P, Miletic I, Jukic S, Grgurevic J, AnicI**. Laser Erbium:YAG versus ultrassom na preparação de cavidades de extremidades de raízes. JOE - Volume 31, Número 11, novembro de 2005
11. **Pohlhaus S. R. Lasers em medicina dentária:** instrumentos minimamente invasivos para a prática moderna. Crest Oral-B no curso de formação avançada da dentalcare.com, 11 de junho de 2012
12. **Asnaashari M, Safavi N.** Application of low-level lasers in dentistry (endodontics) Journal of Lasers in Medical Sciences Volume 4 Número 2 primavera de 2013
13. **Gupta V K, Jena A K, Singh S P, Utreja A.** Applications of Lasers in Modern Orthodontic Practice: A Review of Literature. www.orthocj.com.
14. **Coluzzi D J**. Lasers em medicina dentária: dos princípios básicos aos procedimentos clínicos.
www.gscce.com
15. **Walsh L J.** A situação atual das aplicações de laser em medicina dentária. Australian Dental Journal 2003;48:(3):146-155
16. [1]**Lussi A , Megert B, Longbottom C, Reich E, Francescut P.** Clinical performance of a
Dispositivo de fluorescência laser para a deteção de lesões de cárie na superfície oclusal. Eur j oral sci.2001 fev;109(1):14-9
17. **Mute W, Shenoi P, KhadseA**. Aplicação de laser em odontologia restauradora - uma visão geral. Revista de Ciências Dentárias da Índia Central, Vol. 3 (2), abril - junho de 2012
18. **Mathew S, Thangaraj D N**. Lasers em endodontia. JIADS VOL -1Issue 1 Jan-março,2010 |31|
19. **Husein A.** Aplicações de lasers em odontologia: uma revisão. Arquivos de Ciências Orofaciais 2006; 1: 1-4

20. [1]**Kohara EK , Hossain M, Kimura Y, Matsumoto K, Inoue M, Sasa R**. Estudos morfológicos e de microinfiltração de cavidades preparadas por irradiação laser Er:YAG em dentes decíduos. J clin laser med cirurg 2002 Jun;20(3):141-7.
21. [1]**Vargas MA , Cobb DS, Schmit JL**. Polimerização de resinas compostas: Laser de árgon vs. luz convencional. Oper Dent1998 Mar-Abr;23(2):87-93
22. **Moor R J G D, Verheyen J, Diachuk A, Verheyen P, Meire M A, Coster P J D, Keulemans F, Bruyne M D, Walsh L J** Insight na química do branqueamento dentário ativado por laser. A Revista Científica Mundial Volume 2015 (2015).
23. **Samraj RV ,Indira R ,Srinivasan MR ,Kumar A**. Recent advances in pulp vitality testing. Endodontologia, Vol. 15, 2003
24. **Kothari A K, Jariya U M.** Lasers em endodontia - Uma revisão. J Res Adv Dent 2014;3:1;209-211
25. **Parker S**. Surgical laser use in implant dentistry and endodontics. British Dental Journal Vol. 202 NO. 7 Apr 14 2007
26. **Ratnakar P**. Laser em endodontia: o início de uma nova era. Jornal Indiano de Estomatologia 2010;1(2):84-87
27. **Bowen E M, Peñarrocha M**. Uma atualização em cirurgia periapical. Med Oral Patol Oral Cir Bucal 2006;11:E503-9.
28. **Ferrín L M ,Diago M P ,Oltra D P.** Ampliação em cirurgia apical utilizando o endoscópio: uma revisão. J Clin Exp Dent. 2011;3(5):e462-4.
29. **Dhingra S, Gundappa M, Bansal R, Agarwal A, Singh D, Sharma S A.** Conceito recente em microcirurgia endodôntica: uma revisão. TMU J. Dent Vol. 1; Edição 3 julho - setembro de 2014
30. **Parker S**. Laser regulations and safety in general dental practice (Regulamentação e segurança do laser na prática dentária geral). British Dental Journal Volume 202 N.º 9 12 de maio de 2007
31. **Goyal M, Makkar S, Pasricha S**. Terapia laser de baixa intensidade em medicina dentária. Jornal internacional de odontologia a laser, setembro-dezembro de 2013;3(3):82-88
32. **Colombo F, Neto A D A P V, Sousa A P C D, Marchionni A M T, Pinheiro A L B, Reis S R D A**. Efeito da Terapia Laser de Baixa Intensidade (λ660 nm) na Angiogênese na Cicatrização de Feridas: Estudo Imunohistoquímico em Modelo de Roedores. Braz. Dent. J. vol.24 no.4 Ribeirão Preto julho/Ago. 2013
33. **Wang L, Wang D, Zhang Y, Ma L, Sun Y, Lv P.** Um sistema robótico automatizado para a preparação de coroas dentárias tridimensionais utilizando um laser de picossegundos. Lasers Surg Med. 2014 Sep;46(7):573-81
34. **Ailioaiel L M, Chiran D A , Ailioaie C**. Mecanismos biofísicos e fisiológicos da interação do laser de baixa energia com células vivas e suas implicações no tratamento da dor. **www.phys.uaic.ro**
35. **Tunér J.** Laser dentistry/low-level laser therapy: Therapeutic lasers expand the possibilities of dentistry. **www.biopticsworld.com**
36. A terapia laser promove a regeneração dos dentes. **www.nih.gov**
37. **Hashmi J T, Huang Y Y, Osmani B Z, Sharma S K, Naeser M A, M R Hamblin**. O papel da terapia laser de baixa intensidade na neuroreabilitação. PM R. 2010 Dec; 2(12 Suppl 2): S292-S305.
38. **Wang L, Wang D, Zhang Y, Ma L, Sun Y, Lv P** Um sistema robótico automatizado para a preparação de coroas dentárias tridimensionais utilizando um laser de picossegundos. Lasers Surg Med. 2014 Sep;46(7):573-81.

39. **Jeng Y R, Lin T T, Huang J S, Peng S R, Shieh D B.** A aplicação tópica de laser melhora a absorção de fluoreto de esmalte e as propriedades tribológicas. J Dent Res 2013 Jul;92(7):655-60.
40. **Ballal N V, Kundabal M, Bhat K S.** Princípios gerais dos lasers - Uma revisão. Revista Internacional de Odontologia Clínica Volume 4, Número 2
41. **Singh H, Bhaskar D J, Agali C, Rehman R, Dalai D R.**. Lasers: uma tendência emergente na medicina dentária. Revista Internacional de Ciências Avançadas da Saúde | agosto 2014 | Vol 1 | Edição 4
42. **KOCI E, ALMAS K**. Aplicação do laser em medicina dentária: uma atualização sobre a tomada de decisões clínicas baseadas em provas. Pakistan Oral & Dental Journal Vol 29, No. 2 (dezembro de 2009)**Gordon T E.** Some Effects of Laser Impacts on Extracted Teeth... J Dent Res. 45:372
43. **Kumar P, Gupta V, Dixit A, Marwah S.** O papel preponderante dos lasers na investigação e desenvolvimento dentários futuros: uma revisão histórica. Jornal de Investigação Avançada em Ciências Médicas e Dentárias |Vol. 2|Instituto 3| julho-setembro 2014

Índice

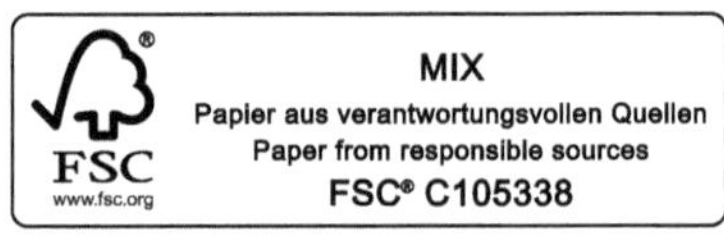

Printed by Books on Demand GmbH, Norderstedt / Germany